毎日ときめいてますか？

——いのちが躍動している——
それがいちばんの健康です。

帯津良一
（帯津三敬病院名誉院長）

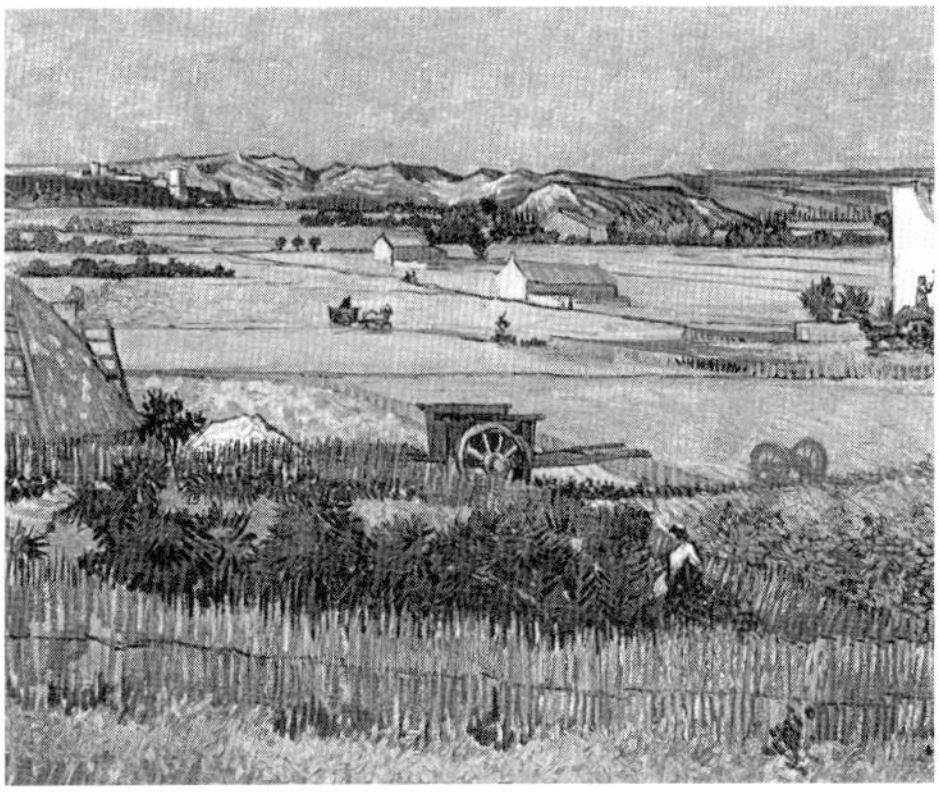

風雲舎

（はじめに）
酒は朝から飲むもよし

私は城下町・埼玉県川越市の生まれで、中学までは地元の学校に通い、高校は越境入学で東京都立小石川高校に進学しました。当時は都立高校の全盛時代で、日比谷高校をトップに、戸山、新宿、小石川、西とありましたが、川越から都心に出る東武東上線では、小石川高校がいちばん近かったのです。

大学は東大の理科二類から医学部へ入って卒業し、東大の第三外科に所属しました。その後、共立蒲原《かんばら》総合病院（静岡県）や都立駒込病院勤務を経て、一九八二年、川越に帯津三敬病院を作り、現在に至っています。

医者になって半世紀以上たちますが、健康を考えるうえでいちばん大切なことは、内にあるダイナミズムです。これがないとダメなのです。これはフランスの哲学者ベルクソンが唱えた「生命の躍動」を指します。青雲の志や情熱と呼んでもいいでしょう。内に「ときめき」を秘め、志を持って生きる。そして、社会の一員として、他者に思いをやりながら粋に生きる。――これが理想です。

胸に燃え立つものを持っていなければ、「健康」とは定義しません。いくら人間ドックの成績がよくても、それはたまたま値が正常値だった、ただそれだけのことです。逆に、生命の躍動さえあれば、少しぐらい乱暴なことをしたり、異常値が出てもいいのです。

私自身は企業検診で何種類も異常値が出ます。例えばアルコールによる肝機能障害に反応するγ《ガンマ》－GTPは、いつも200U／L以上。基準値が0～50U／Lですから、人に負けたことがありません。ここ何年も同じ値ですが、どうってことはない。コレステロール値も高いですし、肝臓病の有無を検査するGOT、GPTも少し高め、腹囲も1《メートル》もあります。

それでも私は自分自身を健康だと確信しています。それは、生命の躍動が自分の中にあるからです。ときめいているわけですよ。毎日毎分、いろんなことに。

私が生命の躍動を感じる瞬間の一つが、お酒を飲んでいる時です。

ウイークデイは夜だけ。朝二時半に起きて、早朝から病院に行って、お昼は時間がないからあっという間に食べて、一八時半から病院でゆっくりと晩酌をやるわけです。一日のローテーションとしては十分満足です。アルコール中毒者のように、いつも飲みたいとは、決して思わない。

土日はたいてい原稿の執筆や地方へ講演に行くため、都内のホテルに泊まります。そして、朝昼晩と飲みます。習慣で平日と同じ時間に目覚めますが、「今日はもっとゆっくり寝ていいんだ。もう少し寝よう」ということで、四時頃に起きます。

起きたら風呂に入って原稿を書きますが、六時半になるとホテルの食堂が開くんですね。四時半ぐらいから原稿を書いて二時間もたつと、ちょうど疲れが出てくる頃なので、食堂へはいつも一番乗り。朝食兼朝酒を楽しむためです。

本当にうまいんですよねえ、この朝酒が。

頻繁に宿泊するホテルのスタッフはみんな知り合いですから、席に座ると注文しなくても、いつも同じものが出てきます。

メニューは生ビール一杯と、両面焼きで固く焼いた目玉焼き一個、最後は生のオレンジジュース。みんなそのメニューを覚えています。私が食堂に入ると、席に案内してくれた店員さんの後ろに生ビールを持った店員さんが立っているほどです。

土日は昼もビールを一杯。講演やシンポジウムに出ると、かなり豪勢なお弁当が用意されているのですが、あれ私、嫌いなんです。カレーでもラーメンでもいいから、食堂へ行って食べるほうが好きなんですよ。お弁当は喉を通らない感じがするから、「ビールを付けてくれないとダメだ」とお願いしてあるんです。予定がない週末でも通いつけのお店に行って、生ビールを一杯。これもまたこたえられないですねえ。

お酒を飲むことが私の生命が躍動する瞬間です。アルコールが肝臓に悪いからといって、飲まないという選択はしません。γ－ＧＴＰの数値も、お酒を飲んでいるときは忘れています。

私は「晩酌こそ生きがいだ」と思って生きています。だから毎晩、ときめいて飲むわけです。土日はそのうえに朝と昼、「ああ、おいしいなあ……」と思いつつ一息つける。これが最高なんですよ。


西洋医学の検診は人間の体を局所や部分で切り取った値です。肝臓、脂肪、腹囲、血液……しかしそれが全てでしょうか？　私はそうは考えません。人の体には多くの器官があって、互いに連携をしている。臓器の間には隙間もある。いわゆる「西洋医学」はそうした「つながり」や「隙間」に対する解答を持っていないのです。しかし検診の数値が悪かったとしても、生命の躍動を自分にもたらしてくれるものは、日常生活に積極的に取り入れるべきです。生き生きと、ときめいて生きるというのがいちばんの健康で、数字なんかはどうでもいい。

患者さんの中には、中性脂肪値が平均より高くて「どうしたらいいですか」と、くよくよ悩む人もいます。１４０㎎／dlぐらいが正常値のところを、１８０～１９０㎎／dlで悩むんです。だから私は言うんですよ。「私は９００㎎／dlあることもあるよ」と。さすがに常にこの値というわけではありませんが、中性脂肪値は食事に影響されます。粗食にすれば、必ず数値が下がってきます。

だからといって粗食ばかりでは寂しいでしょう？　今までどおりの生活をしながら少しでも下がってくれればと思いまして、後輩の脂質代謝の専門家に聞いたんです。「どうしたらいいですか？」と。そうしたら、「大丈夫ですよ」の、ひと言で終わりです。

最近、私は「今日が最後だ」と思って生きていますから、毎食が〝最後の晩餐〟です。もうこれで死ぬんだから、なにを食べてもいいと、ときめきながら食卓につきます。大いに食べて喜ぶ。数値に捉われてくよくよ生きるよりは、生き生きと、ときめいて生きたほうが健康なんです。この本でお伝えするのはそうしたことです。

カバーデザイン……………矢内田　哲夫
本文イラスト……………わたなべ　みちこ

『毎日ときめいてますか?』……目次

〈はじめに〉酒は朝から飲むもよし……1

第1章　人間を「まるごと」診る医学……17

西洋医学の限界に気づく……18
中国医学を学ぶ……19
ホリスティック医学……20
ガンのステージのマニュアル化……22
「私は統計ではありません!」……24
医学と医療の意味を考える……25
ガンとの戦いには戦略が必要……27
「信頼の三角形」こそ最強の武器……27
「冷たい医師」のひと言……29
患者の選択肢……31
「治しの技術」と「癒しの技術」……32
医師に必要な「志」……33
分析的医学から人間中心の医学へ……34

秩序を生み出すもの……それが生命……35
「形態の医学」から「場の医学」へ……37
医学の進むべき道……39

第2章 **生と死と悲しみと**……41

「いい死」とは……42
ラストシーンのイメージ……43
「攻めの養生」を続ける……46
「初々しい心」が不可欠なわけ……46
死後の世界がないとつまらない……49
「虚空」に行ったら会いたい人がいる……50
「かなしみ」は自然治癒力を高める……53
私の大発見……人間の本質は「かなしみ」だ……54
患者さんとかなしみを敬い合う……56
病院名「三敬」の由来……57
神沢杜口の粋な生き方……58

粋に生きるには足腰が要る……60
野暮な最期より粋な最期を……61
かつてはガン告知を決してしなかった……63
ガン告知によって、もう一度生まれる……64
「ダンディズム」という「道」……66
理想の死は「ＰＰＫ」……67
もしガンが無痛であれば、「一種の寿命」と考える？……69

第3章　ときめいている仲間たち……73

楊名時先生と楽しむ「日中友好」の宴……74
生きるも死ぬるもあるがまま……75
戦後復興期の本郷界隈……77
ママと客が築き上げた「虚空の場」……永井せい子さん……79
再発予防にかける意気込み……岡庭和子さん……81
後輩のガン患者を思う真情……83
病院の近くに家を建てた患者……大野聡克さん……85

患者会の中心として……86
四人に共通する「ときめきの二重奏」……88

第4章 飲む、食べる……91

がぶ飲みから、自分の適量にたどりつく……92
メタボなんて余計なお世話……93
「数値」より「ときめき」……95
メタボ健診の数値に捉われる愚……97
コレステロールがガンを止めている……99
分析的医学の悪癖――コレステロール基準値の怪……101
なぜ基準が目まぐるしく変わるのか……102
カツオの刺身のにんにくスライス添え……104
「生命場」を整える……106
好物を食べることは養生につながる……108
食養生の達人たち……109
心がときめく物を食べる……111

食べない人の「知性と霊性の統合」……112
「食べない」健康法で体調がよくなる!?……114
絶食はガンに効く?……115
ゲルソン療法は「背水の陣」……117
不眠知らずのコツ……118
不眠と睡眠薬のよいつきあい方……119
睡眠薬と安全に上手につきあうには?……121
エビデンス原理主義に患者さんを巻き込むな……122
養生に正解はない……124
理想は養生と医療の統合だが、酒やタバコも養生になる……125
お風呂とガンの話……127
湯上がりの一杯がもたらす「心の作用」……128
医学ではわからないことでも正しいことはある……130
「生きている」ことは、独りでできる行為ではない……131
食は大いなるときめきの源泉……133

第5章　ハメマラばなし……137

老視（老眼）……眼の老化を遅らせる……138
白隠禅師も老眼にならなかった……139
気功は自然治癒力を高める……141
硬いものをしっかり噛んで食べる……143
歯を磨くのが嫌いな私が行なっていること……145
食べられる程度の歯が残っていればいい……147
歯痛にはホメオパシー……149
キケローの老年観……151
歳をとったほうが恋愛を楽しめる……152
性機能に対する「攻めの養生」とは？……154
射精は、エントロピーを捨てること……156
諦・意気地・媚態……158
メニエール症候群は、ストレスが原因？……160
近代派ホピ族の呪い……162

ロンドンから気を送ってもらう……163
難聴の原因はわからない……165
補聴器を上手に使う……166
太極拳の効能……167
太極拳は五十肩にも効く……169
鎮痛剤で肩凝りは治っても、全身が緩んでしまう……170
「ゆっくり呼吸」の勧め……171
MSMクリーム……174
何かひとつ、行をやろう……177

第6章 **さまざまな病**……181

うつ病は心療内科の指導の下で治療を……182
ガン患者さんのうつ病を支えるホメオパシーと漢方薬……184
うつ病にならない秘訣……186
今を精いっぱい生きることが「いつでも死ねる」覚悟に……189
新しいウイルスの登場……191

「外敵は絶滅させる」という考え方……192
過度のおびえがストレスとなり、抵抗力を落とす……193
よい垣根はよい隣人をつくる……195
現在の医学では、認知症に手も足も出ない……196
認知症治療は「霊性」の医学が武器になる……197
西洋医学は薬がどんどん増えていく……199
人間の体には「善」「悪」と言い切れないものがたくさんある……201
薬は飲まされるのでなく利用するもの……202
子宮頸ガンワクチンによる被害……203
どうすれば生命力が高まるか……205
違和感こそは「体の声」……207
ときめきは自己の創造……208
余命宣告に、明確な根拠はない……210
いけないのは、絶望して諦めること……213
脳腫瘍は、「悪性」「良性」は関係なく症状が出る……215
ガンマナイフの優れた効能、その普及の皮肉な背景……217

甲状腺ガンは、いちばん性質がいい……219
大腸ガンは、転移しても取ればいい……221
乳ガン・膵臓ガン・胆管ガンは、性質が悪い……222
免疫学は〝場〟の医学……223
免疫の高い人は人相がいい……226
ガン治療の三本柱から、最初の脱落は手術……227
ガン完全克服まであと三〇年……229

（あとがき）健康ってなんだろう……231

〈第1章〉

人間を「まるごと」診る医学

西洋医学の限界に気づく

一九七五年、都立駒込病院が都立がんセンターとして再出発しました。「学閥を廃す」という大志を掲げて、全国から約二〇〇名の医者を招集しました。外科医はそのうち約二五名。その中で食道ガンを担当する医師は私を含めて三名です。

それ以前の食道ガン手術は、胸とおなかと首を切開するかなり大がかりなものでした。医療技術の進歩により、かなりスマートな手術になってきたのもこの頃です。四〜五時間で手術が終わり、輸血が不要な程度の出血で済み、集中治療室で手当てをすることで術後の合併症にもかかりにくくなりました。患者さんは術後三〜四週間で食事ができるようになり、退院。いい時代になってきたわけです。

我々は意気軒昂として手術をしていましたが、ある日、ハッと気づいたのです。ガンが再発して戻ってくる人数が、大がかりな手術をしていた頃と大差ないことに。術前の検査も手術の技術も術後の管理も劇的な進歩を遂げたのに、治療成績には変化がない。

医学の進歩が治療成績に反映されていない現実を突きつけられたわけです。そこで私は西洋医学の限界に気づくことになります。

人の体には多くの器官があり、互いに連携していて、臓器の間には隙間もあります。西洋医学は病巣、つまり局所を手術することには長《た》けていますが、「つながり」や「隙間」に対する解答を持っていない。病巣と他の部分とのつながりや、全身の調和に対しては、全くの無力なのです。

中国医学を学ぶ

私は多くの書物を文字どおり読みあさりました。そして「つながり」を診る医学、あるいは全身の調和を診ることができるのは、中国医学だと確信しました。そこで東京都の衛生局に申請して、姉妹都市である北京へ視察に行ったのです。

現地では、北京と上海の主要なガン治療施設をこの目で見て歩きました。中国医学は、漢方薬と鍼灸、気功と食養生が基本なのですが、中でもいちばんガンの再発防止や治療成績を上げているのは気功なのです。

北京の肺ガン研究所では、手術を行なうときに二本だけハリ麻酔を打ちます。事前に三週間、気功を続けるとハリ麻酔の効果が上がるという事実を目の当たりにして、私は「これが中国医学の核心だ。中国医学を取り入れないとダメだ」と決意して帰国しました。さっそく駒込病院で手術を担当した患者さんに、気功を教え始めたのです。

しかし、当時は医者が患者さんに病名を告知しない時代でした。「あなたはガンだから再発防止のために気功をやりましょう」とは言えないわけです。気功の具体的なメリットを伝えられないのですから、当然患者さんも乗り気にならない。「広められないかもしれない」と意気消沈しかけましたが、いずれ「東から風が吹く」と気持ちを新たにしました。中国医学だから本当は西なのですが、東洋医学だから「東から風」というわけです。

私は駒込病院を辞め、一九八二年、川越に帯津三敬病院を作ったのです。

ホリスティック医学

当時、東西の医学を合わせることは「中西医結合」と呼ばれていました。それを旗印にして、ガン治療を始めました。

病院設立から三〜四年、ホリスティック医学という方法が日本に広まり始めました。一九六〇年代頃からアメリカ西海岸を中心に、局所を診ることだけに集中した西洋医学に対する批判や反省から興った新たな医学です。

その医学をひと言で言うならば、人間を「まるごと」診る医学と言っていいでしょう。健康な状態、病気の状態に関係なく、人間の「からだ」は、常に全体的に捉える必要があります。

「からだ」とは、肉体・精神・霊魂の総体であり、人間そのものを指します。「健康」や健康破綻としての「病気」について考えることは、人間について考えるということなのです。人間の生を「いのちの営み」として見つめ、生病老死までをも診る。それがホリスティック医学です。統合医学といい、代替療法といっても、これらはあくまでも「病」というステージにおける方法論の問題なのです。

ホリスティック医学は一つの方法論ではありません。病巣に働きかける西洋医学と心に働きかける心理療法、患者さんの人生観や死生観、命に働きかけるさまざまな代替療法、中国医学、ホメオパシー……それらを患者さんごとに組み合わせて戦略を作って行ないます。体型に合ったオーダーメイド服のように、まさに「個性的」な戦略を提供していくわけです。

医者と患者さんは戦友のように一緒に寄り添う医療で、今までの「医療」という概念ではおさまらない医療なのです。

アメリカのアリゾナ大学医学校で、西洋・東洋・伝統医学を使った統合医学を実践したアンドルー・ワイルという博士がいます。『人はなぜ治るのか』（一九八三年、日本教文社）という名著の中で博士は、いろいろな治療法を調べ、研究し、体験したが、「どれがいいのか悪いのか当惑するばかりだ」と述べています。どんな治療法にも可能性は秘められています。だから、彼はこう言います。

「絶対に効かない治療法はない」

しかし彼はこうも言います。

「絶対に効くという治療法もない」

この二つの言葉に私は同感します。いかに優れた医者がこれは最高だという方法で治療しても、そこに「絶対」はありません。

この話は病気や健康だけではなく、ビジネスや恋愛、子育て、人づきあいにも当てはまるものだと、私は思います。

私の目指す医学も「絶対」はなく、いまだ道半ばです。生きているうちに完成させるのは無理だと思っています。私が諦めますか？　答えはノーです。新たな医学を次の時代に送ることができると思うと「生き生き」としてくるのです。

ガンのステージのマニュアル化

ガン告知をするとき、すぐに患者さんに「ステージ」を告げる医者がいます。多くの患者さんは高いステージを言われると、「もう自分は無理なのではないか……」と絶望の念に苛《さいな》まれることでしょう。

しかし「ステージ」がガンの進行を正しく表しているものなのか、考えた方はいるでしょうか？　本当に「1」なら初期で、「4」なら末期なのでしょうか？　おそらく答えることはできないと思います。告げられた「ステージ」に苦しむのに、「ステージ」がどういうものなのかを正しく知らない患者さんがほとんどなのです。

私の専門は食道ガンです。食道は筒状の器官で、内側から外側に向かって粘膜、粘膜下層、固有筋層、外膜の四つの層に分かれています。この層のどの深さにガンが食い込んでいるのかによってステージが付けられます。「遠隔転移」はMという言葉で表すのですが、これが入るとステージは一気に4の方に移ります。

この食道ガンのステージの決め方を大腸ガンに当てはめようとすると、全然別になってしまいます。胃についても違う。

では医者はどうやってステージを決めるのかというと、臓器別のステージングを全部集めた本が定期的に発売されているのです。それによってステージは完全にマニュアル化されています。横軸縦軸が並べてあり、この臓器でこの程度なら1、こっちは2というふうに、それに従ってステージが決められています。

こうして全てのガンは、必ずいずれかのステージにはめられてしまうのです。医者も全部を覚えているわけではないので、その都度それを見てステージを決めています。

患者さんにとって覚えていていただきたいのは、医師の告げる「ステージ」は、そうした仕組みの中で決められているということです。

「私は統計ではありません！」

ガンは個性的でミステリアスな病気です。治療は完全にマニュアル化できません。一方でステージに関してはマニュアル化されていて、指標が出来上がっている。

ステージを決める大きな理由は、予後の統計処理などをするときに便利だからです。逆に言えば、便宜としてステージが決められているに過ぎない。ある五十代女性のガン患者さんは、大きい病院に行って、やはりステージを言われて、

「これですと、あなたが手術をしても五年生きられる率が三〇パーセントです」

と説明されたそうです。聞いているうちになんだか腹が立って、彼女は終わってから、

「私は統計ではありません！　人間です！」

と言って帰ってきちゃったと。そして私のところに来たのです。

それでいいんですよ、「ステージ」の扱いは。

統計を気にして絶望するなら、気にしないで、生きる希望や「ときめき」を失わないようにして、治療のほうに専念するべきなのです。

大腸ガンの手術をした後に、私のところに来た男性の患者さんがいました。やはり、医者から術後生存率を言われたそうです。詳しい数字は失念しましたが、五年生存率三〇パーセ

ントだったかと。「最初はだいぶ落ち込みました」と、その方は言っていました。「一〇人のうち三人しか生きられないのか」とね。

でも二、三日して、ふっと思ったそうです。「なんだ、一〇人のうち三人〝も〟生き残ることができるのか！」。一〇本の中に三本の当たりくじがあって、それを引く確率は夢のように低いわけじゃない。そうしたら「気が楽になった」と言うんですよ。この患者さんは今でも元気です。

大切なことはステージや、余命、生存率などという言葉に諦めないことです。たった一つのきっかけで、人間というのは希望を持って治療に挑める。それが大事なのです。希望こそが治療に必要な免疫力を高めてくれるのですから。

医学と医療の意味を考える

なぜ医療の現場で、このような統計やデータの偏重が起こるのか。それには「医療」と「医学」の意味を考えなければなりません。よく話題になることですが、はっきり認識している人もいれば、曖昧な人もいます。

医療とは、戦争で言えば最前線です。一方、医学は兵站《へいたん》（ロジスティック）です。兵站とは後方にあって、最前線が必要とする弾薬とか食糧を届けたり、武器の開発・整備などを行なう「後方」活動の総称です。

前線の進撃速度が速いと、兵站が追いつかず前線が孤立して、多くの兵士が犠牲になったりしますね。

医学の歴史の中には「人体実験」という許しがたい暴挙が行なわれたことがあります。これは、「医療」という前線があまりにも先に進みすぎて、やりすぎた結果です。「医療」を前進させるにはロジスティックも一緒について行かなくちゃいけません。それこそが医学です。「医学」は「医療」という最前線の足りないものを補えばいい。科学の力で性能のいい武器を蓄え、前線に送る。しかし、最前線がそれで勝つかというと、そうではないのです。武器は戦術だけど、それを戦略に仕上げないといけません。

戦略に仕上げるときに「治しの技術」だけでなく、「癒し」が入ったほうがいい。桶狭間でも日本海海戦でもそうでしょう。戦術的に劣るほうが勝つには、リーダーの才能とか兵隊の士気の強さとか、その場その時で、いい武器を戦略的にどう使うか、というのが重要なわけです。

医療も同じで、いくらいい医学があっても、それを使う医療という場の中で生かさなければいけません。「ステージ」「余命」などを「医療」の現場で簡単に使うのは、まさに戦略ミスだと言えるでしょう。

ガンとの戦いには戦略が必要

医療のエネルギーを高めるためには、いい医学を持ってこないといけません。しかし、いい医学を持ってきて安心していたのではダメなのです。両者をかみ合わせて、いい戦略に仕上げなければなりません。

ガンという果てしもなく難解で大きな敵、時には長期になる戦争に勝つためには「戦略」が必要です。だから私は患者さんと、治しの技術だけではなく、癒しの技術も入れた「戦略会議」を行なうようにしています。

その理由の一つは、ある程度マニュアル化されている西洋医学だけで治療をすると、戦術の種類が少ないからです。もちろん、患者さんの好みもあるので、医者である私と患者さんの二人でまず相談をします。複数の「戦術」を組み合わせて「戦略」を作るのですが、ただ足すのではなく、より大きな存在としての「戦略」にまで持っていきます。こうして西洋、東洋、代替医学も取り入れた「人間まるごと」の治療を行ないます。

「信頼の三角形」こそ最強の武器

では、医療と医学において、医者というのはどちらの側に立つべきなのか？　それははっきりしています。医療側、つまり最前線にいるべきでしょう。

しかし、中には医学の側に立っているのか、医療の側に立っているのかが不透明な医者もいます。そうした不透明な立ち位置が患者さんの不信感を生み、「医者は患者を殺す」「病院を信用してはいけない」という医療批判を生んでいます。

批判されているのは医者を代表とする医療従事者全般で、当然、私も批判される側に含まれています。そして私は、患者さんが医療を批判するのは当然だと受け止めています。

前に触れたA・ワイル博士は、ハーバード大学で植物学の学位を取得後、同大学の医学校を卒業した方です。博士は薬用植物の世界的権威であり、人間まるごとを診る「統合医学」を提唱しています。そして医療の現場における「信頼の三角形」の必要性と重要性を訴えています。

例えば、ある治療法を行なうとします。しかし、その治療法を患者さんは信用しているのに、医師は疑問を持っている。逆の場合もあります。この場合、理想的な環境は、お互いに治療法を信頼すること。患者さんと医者の間が、「治療法」を頂点として信頼の絆でしっかりと結ばれることになります。

この三角形は治療力を高めるなど、大きな効果があり、これこそが大切だと私も考えています。病気とは医師の力だけでも、患者さんの力だけでも戦えない。信頼の三角形こそが最強の武器なのですから。

ところが「信頼の三角形」は、日本ではずっと以前から弱い。私は、常に医師に、こう言います。

「患者さんの悲しみを思って、寄り添いなさい」

しかし、なかなかそれが実行されない現実があるのです。

「冷たい医師」のひと言

私のところに来る患者さんのお話を聞くと、医者の中でも特に専門病院の先生ほど、冷たいことが多いようです。

例えば、患者さんが、

「私は抗ガン剤がどうしてもイヤだ」

と言うと、医者が平気でこう返すそうです。

「いいですよ。やらなくても。あなたはここに来る意味がないから、他の病院に行ってください」

また、

「今の治療が大変なのですけど、いつまでやるのですか」

と言う患者さんの質問に、こんなことを言う医者さえいるそうです。

「死ぬまでですよ」

ゾッとしませんか？　これでは医療になりません。

ひと言で「死ぬまで」と言っても、世の中は進歩しています。いい薬が出てくれば、そこで治療は終わりになるかもしれないのです。だから決して「死ぬまで」などと思わずに、「今あることを一つ一つこなしていきましょう」と言うのが、あるべき医者の姿でしょう。

しかし、大きなところほど、患者さんの悲しみを思って寄り添うことをせず、患者さんの心はダメージを負います。すると免疫力が落ちることになるので、もはや治療とは真逆の行為でさえある。

これをもたらしたのは、誤った制度化でしょう。医者は訴訟を恐れるようになりました。私は絶対に、このようなことは言いません。しかし「冷たい医師」の立場では、患者さんを突き放したほうが楽であることは確かです。なぜなら「抗ガン剤を飲ませないで死んだ」「治療を途中で放棄された」、そんな苦情を言われたり、訴訟を起こされたりしないで済みますから。それはある種、「制度的な割り切り」でもあります。

患者の選択肢

そうした医療の姿が批判されることはもっともです。しかし一方で、「切ったら死ぬ」「医者は患者を殺す」ときめつけた医療批判もまた、問題があると考えています。患者さんを突き放す医者は患者さんの選択肢を少なくします。患者さんによる「きめつけ」もそういう意味で「逆の突き放し」なのです。

大切なことは「全てがよくない」ということではなく、症状に適した治療をするということです。手術でもいいときはやる、やらないほうがいいときはやらない。患者さんには常に多くの選択肢があっていいのです。

例えば乳腺、あるいは消化器、胃や大腸の軽いガンは手術して二週間もすれば元気になることがほとんどです。抗ガン剤や、何年もかかる食事療法より負担も少なく、早いのです。悪い夢を二週間ほど見たようなもので、それは一つの選択肢でしょう。

もちろん「ガンと戦わない」というのも選択肢です。しかし、今、現に、生きて、ガンと戦っている患者さんたちは、「戦うな」という言葉を聞くと、こう漏らします。

「なら、自分たちはどうしていいかわからない……」

医者と患者さんの信頼関係は、こまやかで一体感がないとダメなのです。そして全ての医療従事者にも、そう考えていてほしいと私は強く願っています。

「治しの技術」と「癒しの技術」

前にお話ししたように、病気との戦いは戦争のようなものです。「医療」は最前線、「医学」はその後方にあって武器・弾薬を最前線に届ける「兵站部」です。

したがって「医学」は科学としてどんどん進歩して、いい武器をそろえる。これはいいでしょう。しかし、患者さんとじかに向き合う最前線である医療が、科学だけで戦ってはいけません。医療の現場には、西洋医学的な「治しの技術」だけでなく、患者さんの治癒力を高める「癒しの技術」の両方が統合されていなければならないのです。とくにガンというのはミステリアスな病気で、現在ある「治しの技術」より高い戦力を持っていることも多くあります。それに打ち勝つには別の要素が必要です。

その要素こそが「癒しの技術」なのです。

二〇一三年、岩波書店から『思想としての「医学概論」』（高草木光一・佐藤純一・山口研一郎・最首悟）という本が出版されました。これは本来あるべき医療の姿勢を主張しているものです。「治しの技術」「癒しの技術」、それに加えて治療者と患者さんとの関係性による効果を引き上げなければダメだと説いています。医者と患者さんの「関係性」は両者が信頼し合って成り立ちます。ところが、この部分が今の医療は弱い。はっきり言えばダメなのです。先ほどの大きなガン専門病院のケースはその典型です。

人間は生きる悲しみを抱いています。病気はもともと抱えている悲しみに、さらなる悲しみが加わります。他ならぬ医者が「悲しみ」をより大きなものにするとしたら、これでは「関係性」による効果など、ゼロどころかマイナスになると言っていい。

医療の現場にいる医師は、「医者」であると同時に「癒者」でなければならないと、私は強く思っています。

医師に必要な「志」

「医者」と「癒者」の話は、医療の話にとどまりません。「医療制度改革」をいくら叫んでも、尽きない問題の根幹もここにあるからです。

将来医師を目指す医学生たちの中に「癒者」への志があれば、小児科医・産科医など特定の専門医がこれほど少なくなるはずはありません。また、病院側に「癒療」の志があれば、救急車がたらい回しにされることも起きないのです。

医療の外面にある「制度」ばかりをいくら整備しても、この根幹の志がなければ、真の「改革」にはならないのではないでしょうか。

そもそも「医療」は「医学」という科学から始まるのではありません。患者さんと医者が相手を敬って、寄り添い合うところからしか始まらない。両者が距離を置いたままで、ただ医学的な方法論を適用すればいいと考えているようでは、分析的医学の罠に陥ることになります。

「医学」から持ってきた強力なロジックを患者さんに押しつけることが「癒し」だと勘違いしている医者はかなり多くいます。もちろん医者には、人があらかじめ持っている悲しみを背負うことなどできないのです。ぎりぎりできたとして、その悲しみに寄り添うくらいだと、医療関係者は自覚すべきでしょう。その謙虚さこそが「癒者」「癒療」の第一歩だと私は思います。

だからこそ、「医」に関わる人たちには豊かな心が必要なのです。それには「医学」の知識だけではなく、文学や哲学、芸術などを含め人間的な情緒を豊かにする機会が重要なのです。

分析的医学から人間中心の医学へ

分析的医学に対する批判は特にフランスの科学哲学者に顕著です。その一人、ジョルジュ・カンギレムは、

「病によって脅かされるものは、一つ一つの臓器の動きではない」

と説きました。脅かされるのは「生の歩調である」と言うのです。「生の歩調」とは「人間の尊厳」のこと。病気によって壊されるのは、臓器ではなく「尊厳」であると主張します。分析的医学から患者優先の医学へ。治療は、体の器官に対して何かをするのではなく、「生の歩調」を回復することを目的としなければならないということです。

もう一人は、ガストン・バシュラール。彼が注目したのは「魂」です。魂とは「詩的」なもので、これを大切にしよう。人間というのは臓器や筋組織、ＤＮＡといった物質の寄せ集めではない。世界という詩的な空間に、詩的な「魂」を持ったものが立ち現われている存在だ、と説きました。

いささか難解な言い回しですが、これもまた「分析的医学」を批判し、「人間中心」の「人間まるごとの医学」への道を説いたものです。

人は生きる悲しみを抱いて生きています。それをいたわって敬っていくという癖を、医者・患者さんが人生の中で身につければいいのです。

秩序を生み出すもの……それが生命

東大名誉教授で、総合的視点から生命を解析する「生命関係学」の研究者・清水博さんは自著の中で生命をこう定義しています。

「みずから秩序を生み出すものを生命という」

私も「生命」をこう定義することに大いに共感しております。秩序を生み出す能力、それが生命です。

また六五万部のベストセラー『生物と無生物のあいだ』（二〇〇七年　講談社）を著した生物学者・福岡伸一さんは「生命」を「動的平衡《へいこう》」と定義します。

「生命とは動的平衡のあるシステムである」

垢やフケなどをわかりやすい例として、体を作っている分子は、パーツとして存在しているのではなく、常に入れ替わっています。エントロピーが高くなったタンパク質を壊して捨ててしまう。乱暴に言うと古くなったタンパク質を捨ててしまう。するとその欠損部を早く補わないといけないから、食べたタンパク質をアミノ酸に分解して、そのタンパク質に合うように作り替えて補っていく。

これが体の中で常に行なわれているということは、環境にある分子が私たちの体を流れて突き抜けるということになります。逆に言えば、その中に淀みとして存在しているのが体だということです。

体は常に入れ替わりながら、その形態は保たれているのです。体は分子など微細なレベルで見れば、同じ状態は二度とありません。

この「動的平衡」を提唱したのが、アメリカの生化学者ルドルフ・シェーンハイマー。「動的平衡」を使って、生命を定義したのが福岡さんということです。

「生命」が常に秩序を生み出すということは、秩序を乗り越えていくということです。大いなる時空を超えて広がる「命」という場。その中でエネルギーを限りなく向上させていくものが「生命」だと考えています。

「形態の医学」から「場の医学」へ

仏教に「唯識《ゆいしき》」という考え方があります。あらゆる存在はただ八種類の「識」で成り立っているというものです。まず〝表層の心〟として、眼、耳、鼻、舌、身、の五識と六番目の意識がある。そして、第七識の末耶識《まなしき》と第八識の阿頼耶識《あらやしき》が〝深層の心〟です。

この前五識を対象にするのが西洋医学です。

体を中心として神経系とか消化器系、呼吸器系などを分析して、西洋医学は一つの成果を成し遂げてきました。

その下にある意識というのは第六感で、「直感」と呼ぶべきものでしょう。ここを担当するのが、これまでのホリスティック医学だと私は考えています（私は小ホリスティック医学と呼んでいます）。

西洋医学とホリスティック医学との違いは、西洋医学が「体」を中心に扱うのに対して、ホリスティック医学は「体」に「心と命」を加えて、「人間まるごと」に近づけたところでしょう。

先述したように、命は生命場のエネルギー。体は福岡さん流に言えば生命場の淀みのようなものです。一時《いっとき》として同じ状態がないのに、「体」という形態は維持されている。

物理学では、ある限られた空間にある物理量（空気や重力）が分布している状態を〝場〟と呼びます。生命とは、はっきり不変のものとして屹立《きつりつ》している存在ではなく、「場」そのものなのです。

ホリスティック医学の登場で、医学は「形態の医学」から「場の医学」に入ってきたと言えます。

体は造血幹細胞から白血球や赤血球など、さまざまな血液系の細胞を生み出します。ウイルスなどの外敵が入れば、例えば、白血球のマクロファージが文字どおり食べて駆逐します。免疫作用の一つですが、これは、「場」の情報に従いながら、自己組織をしていくということです。つまり「生命」「体」を扱うということは、場の問題なのです。

これら全てがつながり、活動し続ける「生命」とは、「場」の営み、そして、それは「自分」という狭い範囲だけではなくて、「世界」という大いなる場と一体となっていく。

医学の進むべき道

そう考えていくと、医学そのものの進み方もおのずと見えてきます。シャーマンなどが病気の人に対して行なった「祈祷」に代表されるように、太古、医学は心の部分を中心に進歩してきました。

近代に入り、医学は、科学的分析という手法を得て、いわゆる「西洋医学」を生み、治療成績としては劇的な変化を遂げます。そして行き過ぎた分析的医学への批判的視点と、ホリスティック医学の登場によって、今度は「体と心」、つまり「人間まるごと」を診るようになりました。

ここまで進んだ「医学」ですが、殊に最近の「免疫学」の進歩には目を瞠《みは》るものがあります。その一つが抗ＰＤ－１抗体の登場です。また、免疫も「場のはたらき」としてとらえた多田富雄先生の功績は大きいと思います。

おそらく医学は今後、免疫学を中心に進んでいくでしょう。そして最後は、最下層を診ることへと向かっていくものと予想しています。そのとき医学は「前五識」の下層にある意識を経て、末那識ばかりか阿頼耶識も扱う。そこはただ「己」だけでなくて宇宙の大いなる命の中に自分を拡散させていく、ダイナミックな場。そこを扱うのは「霊性」を診る医学と言えるでしょう。

私の言う「人間まるごと」も一つの過程であり、目指すべきは大いなるスピリットの医学。自分が生きているうちにはかないそうもありませんが、そのわずかな一歩になれば、というのが私の青雲の志です。

〈第2章〉

生と死と悲しみと

「いい死」とは

「死」は生物にとって切り離せない宿命です。逃げられないからこそ、誰もがいい「死」を迎えたいと望むのではないでしょうか。

では、いい「死」とは何なのか。その答えを私に教えてくれたのが、仏教学者の鎌田茂雄先生です。

ある対談でお会いしたとき、鎌田先生は江戸時代の医者、虚室生白《きょしつしょうはく》が書いた『猿法語《さるほうご》』という書物の一節を読み上げげました。

「人が死ぬときは、悲しんで打ちひしがれようと、泣きわめこうと、どういう死に方をしてもいい」

それに対して先生はこうおっしゃった。

「こうは書いてありますけど、きちんと生きていれば、泣きわめいたり悲しみで打ちひしがれたりして死ぬことにはならないはずです」

鎌田先生は二〇〇一年にお亡くなりになりました。死の直前まで私は何度も見舞いに行きましたが、ご自身が宣言したとおり、いよいよ迫りくる死に対して、悠々としていました。きちんと生きることで、いい「死」を体現してくれたのです。

先生は『猿法話』の解説書を書きたいと願いながら書かずに亡くなったので、代わりに私が書こうと古本屋で買い求めました。忙しくてなかなかできませんが、いずれ……と思ってはいます。

ラストシーンのイメージ

一度きりの人生で「死」はラストシーンだからこそ、自分で演出したほうがいいと私は考えています。ラストシーンがいい映画はみんな名作ですよね。私が好きな「第三の男」「駅馬車」、全てラストシーンは名場面です。「カサブランカ」のように、ハンフリー・ボガートとクロード・レインズの二人がしゃべりながら霧の中に消えていく――。あんなラストもいいですね。

しかし、死ぬ瞬間というラストシーンを演出するといっても、その場で急に名場面を作り上げることはできません。だから、ふだんからそのイメージを何種類か持っておくといいでしょう。

五木寛之さんと死に関する話をしたとき、彼はこう言いました。

「林の中で野垂れ死にしたい」

あれだけの大家なのに、最後は林の中で野垂れ死に、ですよ。お釈迦様にあやかっておられるのでしょうね。お釈迦様は北インドの林の中で下血《げけつ》して死んだのですが、それが念頭にあるのだと思います。

で、「帯津さんは？」と聞かれたので、

「野垂れ死には嫌ではないですけど、家の中ではなく外で死を迎えたいです」

理由は住んでいるマンションのエレベーター。小さくて、家で死んだら運び出す人が、私を立てて運び出さなければならなくなってしまうんです。それじゃああまりにも申し訳ないから外で死ぬほうがいいだろうと。

ただ、「林の中はごめんですね」と言いました。「じゃあどこで？」と聞かれたので、「東京下町は谷中の居酒屋に入ろうとして、戸に手をかけたとたんにドーンと倒れるのがいい」と答えました。

なぜ？　今日は初ガツオで一杯飲むんだとワクワクしながら戸に手をかけた瞬間に、ドーンとひっくり返る。これが、私がイメージするラストシーンの中の一つです。

ラストシーンのイメージを何種類か用意しておいたほうがいい理由は、「死」がどこで訪れるかわからない不確実性にあります。もし私が長野県で死ぬことになったら、谷中のイメージ一つだけじゃ、死ぬまでにそこにたどりつけませんから。

私の二つ目のイメージは、病院での死です。患者として死ぬのではありません。実は川越の帯津三敬病院を新しくしたので、今、借金をいっぱい抱えているんです。これは一生かかっても返せない。だから、病院で医師として働いている最中に倒れて死ぬことになるわけです。

新しくなった病院の中で「どこがいちばんいい死に場所に適しているかな……」なんて思いながら、全部の廊下を歩いてみました。外来の待合室がある廊下がいちばん広い。だから、そこでドーンと倒れようと決めました。

倒れる瞬間、私の前を看護師さんが歩いていて、看護師さんが気配を感じて後ろを振り返ると、私が前に倒れそうになって、彼女が手を差し伸べる。私はその胸の谷間に顔を埋めてパターンと逝くという……。

世界中を回ると、そのたびにいい死に場所を見つけてもいますね。

五年ほど前のことですが、私が団長となって人を募り、スピリチュアル・ヒーリングのツアーを行なったことがありました。ロンドンの西の方へ行くのですが、その帰りに必ず立ち寄るのは、ヒースロー空港にあるシーフードバー。そこの生牡蠣が、これまたおいしいのです。日本の生牡蠣よりも身が薄くて、貝殻に貼り付いたような形状になっていましてね。クルッとはがして食べると、冷たくておいしい。空港でお迎えが来るなら、その店でいちばん合う白ワインを呑みながら、生牡蠣を一〇個ぐらい食べたあとにバターンと倒れるとかね。

「攻めの養生」を続ける

こうして死ぬシーンをいくつも用意していますが、鎌田先生のおっしゃったように、きちんと生きていないといい死に方は迎えられません。「きちんと生きる」とは「攻めの養生」をすることだと考えています。難しいことではなく、常に自分を向上させていくことです。「向上させる」というのは人格的にという意味ではありません。生命のエネルギーを高め続けるということです。これが「攻めの養生」の根幹なのです。

「攻めの養生」を続けているということは、死ぬ瞬間まで向上するということです。死に直面した一、二ヵ月前こそ、さらにスピードアップしていかなければなりません。

そしてガーッと死の頂点に向かって一気に上り詰めて、死後の世界に飛び込んでいく。先に向こうへ行っている人が「なにか飛び込んできた！　あれ何だ⁉　帯津だ！」とびっくりする勢いでね。

私はそういうのが「いい死」だと考えています。

「初々しい心」が不可欠なわけ

では、生命のエネルギーを高め続ける「攻めの養生」は、どのように実践すればよいのか。

べつに難しいことではありません。滝に打たれるとか、何キロも走って体を鍛えるとか、苦しい修業をすることではないのです。酒でも、異性でも、なんでもいい、まずはなにかに「ときめく」こと。それが生命のエネルギーを高めさせると私は考えています。

こう聞くと、「そんなことができる人は特別な人なのでは？」と思う人も多いと思います。「自分はときめきを持てないのではないか」と考えている人も多くいることでしょう。ですが、今まで多くの患者さんを診てきて、「ときめき」というものは誰にでも平等にあると私は感じています。たとえ死の間際にあっても、人はときめきを持っています。そういう方の「死」は本当にすがすがしいものです。

では、どうして人は「ときめきを持てない」と考えるのでしょうか？　それは「ときめく対象」がせっかく目の前にあっても、気がつかないからです。気づくためには何が必要か？

私は「初々しい心」が不可欠だと思っています。

初々しい心を保つためには何が必要なのかをお話しましょう。

先日、講演をしたとき、客席からこんな質問が出ました。

「平常心を築くにはどうしたらいいでしょうか？」

私は「必要ありません」と答えました。オドオド、ビクビクとして生きたほうが、ときめきの感性が広がり高まるからです。それは決してみっともないことではなく、「ときめき」

のアンテナ感度を上げているということではないでしょうか。他人の顔色を見て生きるくらいのほうが、ときめきを感じやすくなるのです。

これを私に気づかせてくれたのは、作家の角田光代さんです。著書が大ヒットしている方なので、大家然としている人かと思っていました。ある雑誌の対談でお会いしてみたら、「名を成し財を築いた人がここまで初々しいのか」と思うぐらい、オドオドしているのです。実にいい感じに。私をうかがいながら、お話をなされる。アンテナを張っているので、いつもときめいている。生き生きとしておられます。

そんなこともあって個人的には、大家になるのはあまりいいことではないと思っています。何歳になっても「ハッ!」「しまった!」という感じの人のほうが、見ている側も楽しいじゃないですか。かわいげもある。

角田さんが備えているような初々しさというのは、若い人が初めてなにかを経験するときの、興味津々ではあるけれど、同時に警戒心を持っている、あのおっかなびっくりする感情のことです。「初々しい気持ち」は、謙虚さも兼ね備えているものです。

人間はミスを犯していいし、ミスを恐れてはいけない。謙虚な気持ちを持っていないと、そういう現実を見逃してしまいます。初々しい謙虚な気持ちを常に持ち続けていくことが、いい生き方を実現させ、「いい死」に向かっていくということなのだと思います。

死後の世界がないとつまらない

西洋医学では死は不可逆的反応で、死んだら終わりと考えます。「生」と「死」は分断されています。

一方で、日本人はアイバンクに登録をする際、片目のみ献眼登録をする例があります。死んでも目が見えなければ三途の川を渡れないという考えが根底にあります。つまり、日本人は「生」と「死」がつながっていると考えているのでしょう。荼毘《だび》に付すまでは魂が肉体にとどまっている、と考える人もいると思います。

私が考える「死」の概念とは、もう一つの世界に行くことです。「死」は終わりではなく、魂のふるさとである「虚空」への旅立ちだと私は捉えています。

死後の世界の有無は誰にもわかりません。なので、科学的に死後の世界を考えるのは非常にナンセンスであるとも言えるでしょう。

ですが私は、死後の世界がないとつまらないなぁと思うんです。たかだか八〇年、九〇年で生涯を終えて、「あぁ、いい人生だった」と言うんじゃ、あまりにもつまらない。もう一つの世界に行ったら先に逝った人たちが待っていて、乾杯できる場所が存在すると考えるほうが楽しいじゃないですか。あると思って生きていたほうが、生き生きと生きられますし、死を恐れることもなくなります。

死後の世界があるかないかを考えるのは、生きている人の気持ちの持ちようなのです。

「虚空」に行ったら会いたい人がいる

私が死後の世界があることを信じるのは、「虚空」に行ったら会いたい人が大勢いるからでもあります。

そのうちの一人が、二〇年来の知人です。共通の友人を介して、年に一度は酒を飲む間柄でした。彼は小さい会社をいくつか経営していた社長で、ある日、彼の会社の秘書さんから電話がありました。「実は社長がＣＣＵ（冠動脈疾患集中治療室）に入っています」と。

もともと心臓が悪く、時々病院に運ばれて、集中治療室に入っているのは知っていました。このときは主治医さんが、「今度ばかりは帰れないかもしれない」と、本人と秘書さんに伝えられました。そうしたら本人が、「帯津先生をここに連れてきてくれ」と秘書さんに頼んだらしいのです。

クリニックに電話がかかってきたのが、開院間際。私はこれから仕事ですからすぐ行くわけにはいきません。しかし、死ぬ人の頼みは切実ですから、昼休みを待って駆けつけました。集中治療室で彼は、全身管だらけで寝ていました。

しかし、これがまたいい顔でね、ニコニコしているんですよ。自分が死ぬかもしれないっていうときに、穏やかに笑っているんです。

そのときに言った彼の遺言が「あの世で会おう」と私に思わせた、実にいい内容だったのです。

彼は私にこう告げました。

「運営しているＮＰＯが軌道に乗りだしているのに、自分がいなくなるとダメになってしまいます。後任を誰かに頼みたいと考えたら、いちばんに先生の顔が思い浮かびました」

私はＮＰＯのことをよく知らなかったから内容を質問します。そうすると、血気盛んにしゃべりだしましてね。

彼にとって「ＮＰＯ」という存在は、生命エネルギーを高め続ける源だったのでしょう。半ばで逝くことにひざまずくのではなく、「志」を私に托すことに「ときめいた」のだと思います。

その様子は、とてもこれから死のうという人間には見えない。それでも、話しているときの心電図の波形がやたらと乱れるわけです。波形の異常な乱れは深刻な体調悪化の表れです。やはり病状が思わしくないことは明らかです。

私はこのまま話をさせるのもよくないだろうと思い、内容もわからないまま引き受けることにしました。

彼が亡くなったのは、そのわずか三週間後ぐらいのことでした。息を引き取るまでに、私はＮＰＯのスタッフと会い、いろいろと話を聞き、彼の情熱を知りました。

彼は間違いなく、自分の仕事に最後の瞬間までときめいていた。そうすると、生前一、二度一緒に酒を飲むだけのさりげない付き合い方が、うんと濃密に感じられるようになってきましてね。彼ともっと膝を突き合わせて飲みたかったな、そう痛感しました。

だから私は決めたんです。彼とあの世で会おうと。現世の付き合いをどこまで引きずるかといったら、生き残った人が「あの世で会おう」と言うしかない。「あの世」という言葉を使わないと、どうしたって収まりがつかないわけです。

彼は、自分の胸を燃えたぎらせてくれることには全て取り組んで、生涯を閉じました。それが、生き生きと生きるということです。

彼の死は、「いい死」には「ときめき」が必要であることをあらためて私に考えさせることになりました。

仕事を引退したら花鳥風月を愛《め》でて生きるのではなく、好きなことをどんどんやって、やっている最中にバタンと倒れる。

これが「攻めの養生」であり、「いい生き方」であり、「いい死」につながると私も思っています。

「死」とは、もう一つの世界に行くこと。「虚空」という、魂のふるさとへの旅立ちです。「虚空」に着いたら、会いたい人が大勢そこにいる――そう考えるほうが「ときめく」でしょう。

「かなしみ」は自然治癒力を高める

「うつ病を併発したガン患者さんと一緒にいると〝邪気〟が移りませんか?」

患者さんと定期的に気功を行なっているため、こういう質問を時々されます。

そもそも「邪気が移る、邪気をかぶる」という考え方は、日本独特のものだと思います。「気」を重んじる中国では、気の量の多い少ない、または気の巡り方に関して論じることはあっても、「気」を善悪で区別することはないからです。私自身は邪気の存在を一切、認めていません。

私とガン由来のうつ病を併発したガン患者さんとは「かなしみ」を敬い合うことで、互いの体と心を癒し合う関係です。

意外に聞こえるかもしれませんが、「かなしみ」は自然治癒力を高めるのです。

私が言う「かなしみ」とは、「悲」と「哀」と「愛」の三種類をトータルした、人間の本質を指します。その「かなしみ」が免疫力を高め、生きることを楽にする事実を知ったのは、帯津三敬病院を開業してからでした。外科医時代は恥ずかしながら、患者さんの心まで診ることはなく、医者の技術だけが病気を治すと信じ込んでいたのです。

私の大発見……人間の本質は「かなしみ」だ

医学の東西融合を軸にした病院で患者さんを診ているうちに、私は、心の持ちようが病状に反映することを実感しました。明るく前向きな心を持つ人が、暗く後ろ向きな心を持つ人よりも経過がいいのです。

ですから私は、明るく前向きな心を患者さんに維持してもらうことも、我々医者の仕事の一つだと捉えるようになりました。そこで心療内科の医師で、現在は「ＮＰＯ法人　ホリスティック医学協会」の会長・降矢英成《ふるやえいせい》さん（昨年秋、私と交替して会長になりました）に応援を要請したのです。

病院では降矢さんを含めた二人の心理療法士が患者さんの心理面でのサポートを実施しましたが、そこで私はまた気づいたのです。明るく前向きな心が病状を回復させるのではなく、病状が回復したからこそ明るく前向きな心になることに。そして、人間の本質は「かなしみ」だと。

この事実を証明するため、私は行きつけのお蕎麦屋さんで人間観察を行ないました。まだ日が高いお蕎麦屋さんには、おもしろいことに一人で酒を飲むサラリーマン風の人が多いのです。そして、皆さん、一様に「かなしげ」なのです。

それぞれの顔に「かなしみ」が表れているわけではないのですが、肩や背中に哀愁が漂っていて、無防備で隙だらけなのです。

しかし、無防備だからこそ「人」の本質がかいま見られるような気がしました。

皆さん、盃に酒を注ぐと、いとおしそうに口に運びます。その姿を見て私は、椎名誠さんの小説『哀愁の街に霧が降るのだ』ではありませんが、人間の本質は「かなしみ」で間違いないと合点がいったのです。

当時、巷では「明るく前向きに生きれば免疫力が高まる」と言われていた時代。人間の本質は「かなしみ」であるという真逆の事実に気づいたことは、私の中では大発見だったのです。

患者さんとかなしみを敬い合う

人間は誰もが、心の奥のほうに「かなしさ」と「さみしさ」を持っています。それは生きる土台です。

私たちは「かなしみ」や「さみしさ」の上に、「喜び」や「明るさ」といった「家」を建てます。だから表面上は喜びに満ちあふれ、明るく生きていても、少し掘り下げると、そこには「かなしみ」が顔を出してくるものなのです。

「かなしみ」が人間の本質だとわかれば、生きることがとても楽になります。

誰しもつらいこと、苦しいことに直面すると、苦しみ悩むものです。

しかし本質を忘れなければ、落ち込んだとしても、「これは当たり前なんだ」と思い、あるところで歯止めが効きます。そして、自分に起こるかなしい出来事をきちんと受け止められるようになれば、人の心のかなしみにも目を向けられるようになるのです。

これこそが私の言う「患者さんとかなしみを敬い合う」という言葉の正体です。

ただし人間の本質が「かなしみ」であることは、私のオリジナルの意見ではありません。脚本家、山田太一さんの編著『生きるかなしみ』には、かなしみをテーマにした内外の短編小説やエッセイが収録されています。岩波書店の元会長、小林勇さんの著書『人はさびしき』にも同様の記述があります。写真家の藤原新也さんも、「かなしみには人を癒す力がある」とおっしゃっています。

私が高野山大学で「かなしみ」に関する講演を行なったときのコメントを引用してくださった、当時の東大教授で哲学者の竹内整一さんの著書『「かなしみ」の哲学』でも、大勢の諸先輩方が「人間の本性はかなしみである」と唱えています。哲学者の西田幾多郎、ノーベル文学賞の候補者にもなった西脇順三郎、国木田独歩……錚々《そうそう》たる先輩方が言っているのですから、間違いはないだろうと確信したしだいです。

病院名「三敬」の由来

私の病院の名には「敬う」という意味の「敬」を用いています。

実は最初は単に「帯津病院」と名付ける予定でした。ところが私の竹馬の友で易をやっていた男がいて、彼に見てもらったところ、「字画が悪いから『帯津』と『病院』の間になにか文字を追加したほうがいい」とアドバイスされたのです。

医療の基本は、お互いに寄り添い合い、敬い合うことです。ですから私は「敬」を入れようと提案しました。すると「まだ字画が悪いから、あと三画、追加したほうがいい」と助言されたのです。

ちょうどその頃、私は『老子』を愛読していて、その中にこのような記述がありました。

「道は一を生じ、一は二を生じ、二は三を生じ、三は万物を生じる」

三が万物を生じるということは、全ての物事を生じる基本は「三」ということだと私は解釈しました。

そこで、「全てを敬うという意味で、『三敬』はどうだろう」と提案したところ、彼も大賛成してくれたのが、現在の帯津三敬病院誕生の経緯です。

神沢杜口の粋な生き方

移り変わる季節の中でも、秋は、独り暮らしの方が寂しさを感じる時期だと思います。私も妻を亡くし、ずっと独り暮らし。もっとも妻がいるときも、少し距離を置いて暮らしていました。慣れてしまうと、私は独りがいちばんですね。

貝原益軒の研究家で北里大学名誉教授の立川昭二先生と対談したときに、だいぶ教わったことがあります。

『養生訓』を書いた益軒が勧めているのは、長寿や無病ではなく「粋な生き方」だそうです。

益軒の「粋に生きる」姿勢を継いで、弟子を称している人に神沢《かんざわ》杜口《とこう》という人がいます。

「称する」というのは、益軒とは生きた時代が違うので接点がないからです。つまり、益軒の書いた本を読んだ弟子ということです。

杜口は四四歳のときに奥さんを亡くしています。独居者となって、周囲の人たちがどこかを頼るのかと思っていると、

「独り暮らしがいい。田舎は嫌だ。町中の市井《しせい》の人になりたい」

そう言って、杜口は京都の下町に住みます。孤独な町暮らしの中で、人と交わるようなところに始終出かけ、見聞を『翁草《おきなぐさ》』に書きました。立川先生は、この生き方が粋だと言います。「粋」を成立させている要素は独り暮らしであること、そして、都会の市井の人になること。

「家族は一緒に住まないほうがいい。一緒に住むとろくなことがない。遠くの花の香りが、風の向きによって漂ってきたりこなかったりするように、家族はたまに会って飯を食えばいい」

杜口はそう言います。

この生き方、言葉が、私には深く共感できるのです。家族というのはいつも一緒にべったりではなく、離れていて、たまに一杯飲んだり……そういう距離が確かにいいと思うのです。

もう一つの「粋」の要素は、杜口の死生観とでも呼ぶべきものです。

「私たちは仮の世の、仮の身。だから、家なんか持たないほうがいい」

実際、彼は借家住まいで、二年に一回くらい引っ越す生活。だから物を持ってないわけです。

まるで漂っているようでありながら、独居者として覚悟を持っている後ろ姿が浮かんできます。それでいて気張った姿勢ではなく、さりげない。粋ですよね。

粋に生きるには足腰が要る

こう聞くと、粋人というよりは、世捨て人なのでは？　と思う人もいるでしょう。両者の差は、世の中に興味があるかどうかだけです。世を捨てているようで捨てていない、ギリギリのところを生きていくためには、世の中に対する好奇心が必要です。

そこでなによりも必要なのは、「足腰」です。

独り暮らしですから、夕方は飲みに行く。そうするためには足腰が丈夫でなければいけません。遠くまで行く必要はなく、お店までの距離を移動できる「足腰」で十分。そして、毎日飲む分の蓄えがあればいい。

私の場合も、蓄えなどありません。飲むための日銭が入ればそれでいいということで、こうして原稿を書いたり、講演をしたり……好奇心を失わないのも「飲む」ためです。「あの講演ならもう一度聴きたい」と言われるのはうれしいことですが、聴かせる話をするためには、まず準備。常に世の中に関心を持っていなければなりません。

とはいえ、人々の全てが講演をするわけではありません。世に関心を持つというのは、そう大それたことではなく、好きな野球チームが勝った負けた、近所の医者が気に食わない、そんなことでいいのです。

飲み屋というのは不思議な空間で、人が適当な距離で集まります。そこで会った人たちとおのおの持ち寄った話をし、それを持ち帰る。「市井」にいる必要性は、他者との触れ合い、つまり関心の交換にあります。

野暮な最期より粋な最期を

「孤独な最期」を恐れる背景には「死生観」があるのではないでしょうか。

最近、高齢化の影響でドライブスルー式の葬儀が開発されているという報道もありました。なんでも車から降りずに、機械にお金を入れ、ボタンを押すと献花という手順のようです。それこそ「足腰」の問題で、お骨を納めに行くことができないので、寺に郵送する人もいるそうです。

他者との別れの場は、自分の最期が浮かぶ場。こんな葬儀や納骨を知ると、「ずいぶん寂しいものだ」と自分の「死生観」が揺さぶられることでしょう。

私は葬儀とお通夜にはあまり行きません。なにせ突然ですから、予定を立てることができないので。不義理に思われるかもしれませんが、これぱかりはどうにもしようがありません。

「どうせいつかは逝くんだ。向こうに行けば会える」、そう思うようにしています。

妻が生きている頃、私は、

「死んだら草原に骨をまいてほしい。モンゴルの友人に頼んであるから」

と言っていました。妻は、

「私は骨を持ってモンゴルなんて行きませんよ」

と答えるので、

「大丈夫、小包で送るって友人に言ってあるから」

と言っていました。だからお骨の郵送は、わたしにとっては今に始まったことではありません。なにより自分の骨のことですからね。モンゴルの友人は私に、

「必ずいい草原にまく」

そして、こう付け加えます。

「私が死んだら、先生の骨の上にまたまいてもらいます」

実にいい最期じゃないですか。

人が生きて最後に生き残った証しが、大地となっていく。私の「歴史」が大地の「歴史」

の一部になり、その上に友人の「歴史」が重なっていく――。

独り暮らしや、寂しい葬儀におびえる必要はありません。「粋」に生きていれば、どんな形でもそれは「粋な最期」なのです。

「足腰」さえ丈夫で「粋」に生きれば、「粋」な最期が待っています。恐れるべきは、独りで死ぬことではなく、「野暮」な最期を迎えることではないでしょうか。

かってはガン告知を決してしなかった

「よく生きる」――これは多くの人が望むことではないでしょうか。

健康に生きている人にとって、「人生を考える」ことは、そうないことかもしれません。深刻に考えるのは、ガンなど大きな病気にかかった人だと思います。「告知」によって、その人の人生観が、根底から変わってしまうことが多いからです。

医者としての私は、東大病院で食道ガンの治療をするところから出発します。その後、現在の都立駒込病院へ移っても、食道ガンの治療をしていました。駒込病院へ行ったのは一九七五年のこと。まだ、ガン患者さんに告知をしない時代でした。発見しても、ご本人には「食道ガンです」とは、決して言わないようにしていました。ご本人には、「食道に病気があって、手術しないとものが食べられません。手術しましょう」

とだけ言い、ご家族にだけ本当のことをお教えします。なんの疑いも持たず手術を受ける患者さんもいますが、中には「ガンなのですか」と聞いてくる人もいます。それでも、「ガンじゃありません。潰瘍です」と答えて、手術をしていました。

しかし、当時の食道ガンの手術というのは胸とおなかと首を開けるのです。ガンでないのに、そんな激しい手術をしたりするはずがないわけです。それでもガンと言わないほど、徹底していました。

ガン告知によって、もう一度生まれる

医療の現場では、徐々に告知に積極的になりました。それは患者さんにとっていいことだと私は思います。

昔、ある高僧が告知を受けたとたんに、ヘナヘナになったなんていう話がありましたが、作り話です。告げられたご本人も、確かに最初は「がくっ」とくるのですが、そのままダメになってしまう人は、私の記憶では一人もいません。数日もすると、元気な顔を見せてくれて、「やっぱり手術してもらいます」と言う人ばかりです。人間の生命力は意外に弱くないのです。

ガンになってしまったことは本当に気の毒ですが、「告知」によってもう一度生まれる人

も多くいます。ガンの治療が終わって、再発防止をしようという頃には人生観が変わってくる。今まで自分の人生について振り返ってみたり、将来を考えたりすることのなかった人が、来し方行く末を点検したり……そういうことをするようになります。そうして数年もして、再発がないということがわかると、「本当に治った」と思い、さらに将来へしっかりした展望を持つようになります。

だから、もしガンにならず、生還もしなければ、平凡な生活のまま、飛躍もなかったかもしれないということになります。

多くのことには、いい面と悪い面があるものです。大病は、ご本人にとってたいへん不幸なことですが、こうしたいい面もあることを、病気になった人には認識してほしいと思います。

例えば胃ガンで手術をして七〜八年たって再発してしまう人は、確かにゼロではありません。しかし、普通、胃ガンの場合は、五年過ぎれば「大丈夫」と判断できます。実際に克服した方は、その時期になると、

「本当にしみじみほっとする」

と言います。私も同じような境遇ならば、ウイスキーを飲むときに、ふと、「ああよかったな」と思うことでしょう。

朝起きて勤めに行く、終われば家に帰る、時に一杯引っかける……多くの人は決まった日常を繰り返して人生を送っています。そうした人生の中で、実感として「生きている喜び」を味わうことなどない人のほうが大半なのではないでしょうか。大病から生還した方や、治療中の方は、朝、目が覚めたときに「あぁ、今日も生きているんだ」と思うわけです。病気のおかげで「目覚めの誕生」と「生の喜び」に、毎日触れることができるとも言えます。

こう考えますと、「よく生きる」というのは、喜びやときめきを折に触れて感じるということでしょう。できれば質の高い喜びのほうがいい。「なんとも言えない喜び」、つまり「無上の喜び」というのが「よく生きる」ことに必要であろうと思います。

「ダンディズム」という「道」

私がよく言う「ダンディズム」という「道」も同じです。「ダンディズム」と言うと、なにやら孤高の道を進むように思われるでしょう。しかし、人間は一人で人生修行をしているわけではありません。「人と関係する」ということが、人生のかなりの部分を占めているのが一般です。「人に対しての優しさや色気を持つ」や、「相手を最後まで追求しない、垢抜けした態度」「謙譲な心を持つ」というのが、ダンディズムなのではないでしょうか。

「色気」——あえて雑な言い方をすれば「色っぽさ」。これは、人が自分の命のときめきを感じてエネルギーがあふれ出るときに、他人を引きつけるフェロモンとなって出てくるようなものではないかと、私は考えています。スポーツ選手に色っぽい人が多いのも、日々勝負の中で命のときめきを感じているからではないでしょうか。生涯色っぽくて、人とのつきあいの中でお互い敬い合っていけるような生き方ができれば、それこそが「よく生きる」ということだろうと私は考え、実践するようにしています。

ガンを代表とする病気の告知というのは、疑似的な死の体験を人にもたらしてしまうことでもあります。「死」というのは不可逆的であるがゆえに、克服するのが困難な壁です。それを乗り越えるとき、「ガッと上へ上がる力」が出てくるのです。

自分の周囲に重い病気の方が出たとしましょう。そこで悲嘆に埋もれてしまえば、「よく生きる」ことを周りの人も失ってしまうことになります。それは患者さんご本人も望まぬことでしょう。むしろその人がどう再生していくのかというところを自分の人生にフィードバックして、「よく生きる」ことを学ぶ気持ちを持つことが、大切なのではないでしょうか。

理想の死は「ＰＰＫ」

ＰＰＫ――こんな言葉をご存じでしょうか？　アルファベットで並べると「？」となるでしょう。しかし「Ｐ（ピン）Ｐ（ピン）Ｋ（コロリ）」と書けば、なるほどとうなずくことと思います。「ピン・シャン・コロリ」とも言われていますが、老人になっても病気一つせずピンピンしていて、ある日突然、コロリと亡くなること。理想の死に方と言われています。

私は外科医になってから五〇年以上、ガンの治療をしています。最初の頃はガンで亡くなっていく人を見て、こう思いました。

「心筋梗塞や脳幹出血によって一瞬で死ぬよりも、ガンのほうが人生を振り返る余裕があるし、行きたいところに行ったり、会いたい人に会ったりもできる。ガンで死ぬほうがいいなあ」

もし自分がなったときのために、ふだん読まないような長い本を読もうと思い、シュペングラーの『西洋の没落』なんかを置いてあります。プルーストの『失われた時を求めて』も用意してありますが、この話をある予備校の小論文の先生と飲んだときに話したところ、「死ぬ前に読む本かなあ？」と笑われてしまいました。

そんなことで「理想の死」についてつらつらと考えながら、夏目漱石の『野分《のわき》』を読んでいました。そこに「理想の死」をよく表している言葉があり、気に入っています。それは登場人物の、文学者・白井道也によるもので、先生である白井が生徒を前にして聞かせるこんなセリフです。

「理想の大道を行き尽して、途上に斃《たお》るる刹那に、わが過去を一瞥《いちべつ》のうちに縮め得て始めて合点が行くのである」

徹底的に仕事をして、倒れたときに、一瞬のうちに自分の過去が走馬灯のように出てきて合点して死ぬ、と。この言葉と出会ってから、私の理想は「仕事中に倒れる」こと。これがいいかなと、今はそう思います。そうなるとガンでなくてもいいのかな……となりますが、私はこの言葉が好きで、まさに自分の死生観になっています。だから周りには、「夏目漱石と死生観は同じだ」と嘯《うそぶ》いています。

結局、私の死生観は、ガンとの戦争の最前線に立ったときから変わったということになります。

生きているときに「理想の死」について思いを巡らせるあまりに、「自分の死はこうでなければならない」という考えに、取りつかれる人はよくいます。しかし、死生観は変わるものです。今「理想」としていたことが、いざ当事者になったときに「こっちのほうもいいな」と思うことは間違いではないのです。

もしガンが無痛であれば、「一種の寿命」と考える？

ところで、かかったら一生つきあっていかなければならない病気があります。くも膜下出血や脳梗塞などの血管系の病気も、なってしまったら、やはり常になにかを注意しなければならないでしょう。ガンの場合は、残り時間を告げられることもあります。このことで当事者の生活は激変します。

告知はいわば「第二の誕生」とでも呼ぶべきものです。それまで行けなかった場所に行くようになり、顔を合わせなかった人に挨拶をするようになり、また、残された時間を仕事の完成に向けて邁進し始めるかもしれません。

告げられた時間を延ばすか縮めるかは、まさにその人のライフスタイルによります。実のところ、たとえ余命が告げられても、実はその時間をどこまでも延ばせる可能性はありますし、縮めることもできる。

そういう意味で、ガンで死ぬのはそう悪くないと言えます。それでも人がガンを恐れるのはなぜか？

ガン患者さんが痛みに苦しむのを見たり、その痛みを聞いたりすることが、ガンに対する恐怖心を増す大きな原因になっているのではないでしょうか。告知をされた患者さんの中に、「ガンで死ぬのはいいけど苦しいのは嫌だ」とはっきり言う人もいます。もしガンが無痛であれば、恐怖ももう少し小さなものになり、「一種の寿命」と考えるようになるのではないかと思います。

ガンの「痛み」は麻薬を使って取ります。そして実は「痛み」を完全に取ることもできるのです。しかし、それほどの麻薬を使うと、頭の活動を抑えられてしまう。なのでご本人、ご家族、友人も嫌がります。痛みを取りながら、意識を維持する技術が必要なのです。

一昔前に比べると、そうした技術は格段に発達しています。現在では貼るタイプの麻薬があり、それをメインにして、痛みを抑制――ペインコントロール――することができるようになりました。ちょうどいい程度で持続的に痛みを取り、意識もきちんとあって、会話ができる時間を、かなり最後の段階まで維持することができるようになっています。

しかしながら、現在のところ、強い痛みには麻薬系以外の方法がありません。そこで、議論されたのが医療用大麻の使用です。

現在、大麻を医療に使用しているのはオランダやアメリカのいくつかの州です。日本でも「医療に大麻を」という運動が一〇年ほど前にあり、私も声をかけられ、賛成の文章を書いたと記憶しています。

医療用大麻は吸うのではなく、注射で打ったり、薬で飲んだり、さまざまな方法がありま す。もちろん大麻だけで痛みだけを取るのは大変なので、大麻の効用である、沈みがちな気持ちを持ち上げる「多幸感」を治療に取り入れようという試みでした。

ガンの痛みを取るのに「麻薬」を使うという言葉に皆さんがギョッとするように、「大麻」という言葉に対するアレルギーもたいへん強い。使用するには、国家の承認が必要で、これが難しいのです。

現在の医学では完全に勝利することができない、ガンとその痛み。苦しみを少しでも和らげる方法は一つでも多いほうがいいでしょう。患者さんを中心に考えれば、もっと広範な議論があってしかるべきではと考えます。

〈第3章〉

ときめいている仲間たち

楊名時先生と楽しむ「日中友好」の宴

時は初夏、日は夕、まだ空は明るい。ＪＲ東中野の駅の公衆電話から楊名時《ようめいじ》先生のお宅に電話して来意を告げます。まさに心躍る瞬間です。

山手通りを渡り、小路を二、三回曲がり、西に向かう真っ直ぐな小路に入って間もなく、右手から先生が現われ、立ち止まって右手を大きく挙げて歓迎の意を表します。腕の長い先生だけにその姿は様になっています。

天井が高く広い居間の正面には関羽さまの等身大よりは少し小柄な立像。四方の高い壁にはいくつかの由緒ある書画。中央の正方形の机の上にはすでに酒席の準備が整っています。

向かい合わせに座ると、まずは二人とも手帖を出します。次なる日時を決めるためです。決まると、晴れて乾杯。先生は日本酒。私は先生のふるさと山西省の銘酒「汾酒《ふぇんちゅう》」。これが本当の日中友好と眼で語り合いながら。

おつまみも、和食と中華のこれまた日中友好。酒は互いに手酌で時間はゆっくりと流れていきます。何を語り合いながらなのか、これがいつも後になって思い出そうとしてもはっきりしない。先生は他人の悪口は決して言わないし、テレビや新聞を賑わしている事件について言及することもありません。ご専門の太極拳の話など間違っても出てきません。

ただただ楽しげに飲んでいるのです。先生とは数多くの酒席を共にしましたが、一度たりともネガティブな感情に駆られたことはありません。まさに春風駘蕩《しゅんぷうたいとう》、酒仙李白の酒もかくやという雰囲気なのです。飲むほどに酔うほどに、瑞気《ずいき》天堂に満つとばかりに、共有する場のエネルギーが高まってくるのがわかります。

生きるも死ぬるもあるがまま

これほどの飲み手に会ったことがありません。先生はいつもときめいて飲んでいるのです。これが天性のものなのか、長い間の太極拳の修行の賜物なのか。あるいは双方が重なり合ったものなのかわかりませんが、先生がひた走る自己実現の道が関与していることは十分に想像できます。

ただ時々思い出したように出てくる言葉があります。

「私は生きるも死ぬるもあるがままだからね……頼みますよ！　先生は私の主治医だからね……」

「死ぬときは先生の病院と決めていますからね！……頼みますよ！」

この二つです。

私にとっては実にありがたい言葉ですが、多少のストレスはあります。生きるも死ぬるもあるがままということは、なにがあっても医学的な介入はするな！　ということです。もしそのとおりに医学的介入をせずに先生が潰《つい》えるようなことがあれば、ご家族にしても門人の方々にしても、それは釈然としないものが残るでしょう。

また、私の病院で死にたいといっても、二四時間、私がいつも病院に居るわけではありませんし、病院の職員全体が私と同じ志というわけではありません。今度は私のほうに釈然としないものが残ります。

やがて先生が病を得ます。検査は最小限にという先生の意思に従って検査らしい検査をしないで様子を見ていたところ、黄疸《おうだん》が現われてきましたので、半ば緊急避難的に黄疸を減らす減黄術《げんおうじゅつ》だけはさせていただきました。

そして、先生がかかった病気の世界的権威が某ガンセンターで活躍していることがわかりました。恐る恐る先生にそのことをお伝えし、受診を進言しました。よろしいよ！　と言って先生は洋服ダンスから背広を出して着換えを始めました。やはり事の重大さを認識し始めていたのでしょう。あまりに早い決断に、さすがは！　と脱帽する思いでした。

ガンセンターで受診し、そのまま入院。二週間ほどして、おおよその治療方針が出たところで退院したいとのことで、私の病院に帰院。いつものベッドに横たわるや否や、

「もう私はどこにも行かないよ！」

と叫んで、あとは文字どおりあるがまま。愚痴一つなく平静そのもので日が過ぎて行きました。

帰院後二週間ほどして、愛知万博での講演のために前日から東京のホテルに滞在していた私に、病院からの電話が先生の急を告げてきました。講演をキャンセルして押っ取り刀で病院へ。先生は閉眼して下顎《かがく》呼吸。

先生！　と声をかけると、ぱっと眼を開き、おお、と叫んで右手が前に。いつもと変わらぬ力強い握手。間もなく急を聞いて駆け付けたお孫さんたちと一人ひとり挨拶を交わしたあと、静かに昇天。実にみごとな最期でした。享年八〇歳。

これもひとえに終わりなき自己実現を果たしながらの歓喜の賜物だったのではないでしょうか。先生と同じ時代を分かち合った喜びを今でも折に触れて思い出しながら、私もまた自己実現の道を歩んでいます。

戦後復興期の本郷界隈

昭和三〇年代前半、西暦でいうと一九五六年から一九六〇年までの五年間を、私は史上最強の時代と呼んでいます。太平洋戦争の痛手もやっと癒《い》えて、窮乏をきわめた物資も出回り始め、老いも若きも人々の胸に希望の灯火《ともしび》がともり始めた時代でした。

その史上最強の時代をそっくりそのまま医学部の学生として過ごすことのできたことは、わが人生の最大の幸せでした。これまでの学問とは全く異なる医学の世界に興奮し、空手部の生活に青雲の志を奮い立たせたものでした。

そして余暇はというと夏目漱石の『三四郎』よろしく本郷界隈を一人で徘徊して、大学の裏門を出て不忍池《しのばずのいけ》に向かう道にひっそりと佇む仕舞屋《しもたや》の閉まった窓に、森鴎外の『雁』のお玉さんを思い、本郷三丁目の交差点にある小間物屋の「かねやす」の前を通っては、誰に贈るのかここで「ヘリオトロープ」なる香水を買う。これまた『三四郎』の物理学者、野々宮宗八を思ってのことでした。

『三四郎』に、第一高等学校の英語教師、広田萇先生《ひろたちょう》が西片町十番地への三号に転居する件《くだり》があります。広田先生に師事する佐々木与次郎に頼まれて引越しの手伝いに行った三四郎が、初めてヒロインとも言うべき里見美禰子に出会う場面は、文豪漱石も隅に置けない立派なラブストーリーです。

この場面への憧憬に背中を押されてのことか、それまでの森川町の下宿から西片町十番地に居を移したのが昭和三四年（一九五九年）の四月。夕食はこれまでどおりの森川町食堂か、もう少し西片町に近い丸半《まるはん》食堂。もちろんまだ晩酌の習慣はありません。

さっさと夕食を済ませて下宿へ帰り、おもむろに医学書をひもとく。小一時間もするとなんとなくさびしくなってくる。本を閉じ、財布をポケットに入れて立ち上がる。行先は真砂町のバー「それいゆ」か東大正門前の郵便局の前に出る屋台のおでん屋さん。

後年、山口誓子の

「学問のさびしさに堪へ炭をつぐ」

なる句に接して、そうか、あのさびしさの原因は学問そのものにあったのかと納得しましたが、今思うと『三四郎』への憧憬も一役買っていたのではないでしょうか。

ママと客が築き上げた「虚空の場」……永井せい子さん

そして忘れもしない昭和三四年九月二六日、かの伊勢湾台風が北上して東京を襲った日に、バー「フローラ」が開店します。場所は東大農学部前から白山通りを少し入ったところ。わが下宿にきわめて近い。その日は店の前に立てかけられたお祝いの花輪を横目に見て通り過ぎ、二、三日してから訪ねてみたのです。

八席ほどのカウンターだけの小さなバー。ところがママさんの永井せい子さんは品のよい知的な美人。それでいて当たりがよい。やがて足繁く通うようになりました。そのうちにママさんの記憶力が抜群なのに気がつきます。一度来店した人の名前は必ず憶えています。憶えられたほうは自分だけが憶えられたと錯覚します。だから店内はいつも客でごった返していました。

草創期の常連というと、文学部心理学科の大学院生で後にC大学教授となるK先輩、近くで学習塾を経営しているKさん、そして若きサラリーマンのHさんといったところですが、実にさまざまな方々がここを通り過ぎて行きました。

そのほとんどが東京大学の関係者でした。学生時代の私の恩師の娘さんを娶《めと》っている工学部のY教授、農学部のS准教授、医学部では後にJ大大宮医療センターの院長を務めるK先生に、M記念病院で勇名をとどろかせるN先生。地震研の方々にもよくお会いしました。

大学を卒業して医師になってからも私の「フローラ」通いは続きました。外科医として東大第三外科に入局したばかりの頃は、当直のアルバイト先の病院に出勤する前によく立ち寄ったものです。仕事前にちょっと一杯の癖はその当時からのようです。

都立駒込病院時代にもよく通いました。大きな手術のあと病院に泊まり込むときは、しばしばここで手術後の疲れを癒し、英気を養ったものです。この頃になるともう昔の賑わいはありません。カウンターに二、三人といった風情で、しかも昔からの常連が多く、三四郎と美禰子よろしく、ママさんを中心に楽しい語らいの場が毎晩出現していたものでした。

川越に開業したあとも都内での会合や講演をこなしたあとは必ず立ち寄り、一息つきながら病院からの迎えの車を待ったものです。それにしても、ここは気の合ったお客さんたちと一緒に築き上げたママさんのまぎれもない虚空でした。

開店四五周年を機に閉店の話が持ち上がったところでママさんは急逝。悲しみの中にも四五年の長きにわたってママさんの虚空を支える一員をつらぬき通したことを、わが人生の最大の誇りとしています。

再発予防にかける意気込み……岡庭和子さん

ある日の外来診療室。

「……先生！　右の乳腺になにか……しこりのようなものがあるんですけど……」

「えっ！　本当ですか？　……診てみましょう」

脈診から始めていつもの順序で診察をしていきながら、診察台に仰臥位になっての腹部の診察の際に、乳腺の触診をしました。

ある！　たしかにある。右乳房《にゅうぼう》の外側C領域とD領域にまたがって直径ほぼ10ミリ、固さからいうと、まず乳ガンと考えなくてはならないところです。

しかし、ちょっと気が重い。なぜかって、彼女、岡庭《おかにわ》和子さんは平成一一年一月二九日に地元の病院で胃ガンの手術（亜全摘）を受け、再発防止の目的ではるばる群馬県の高崎から通院してきていたのです。胃ガンについてはその時点で四年間が無事に経過していますので、まああの成績でしょう。だからといって乳ガンの出現は、私の守備範囲ではないからと嘯《うそぶ》いているわけにはいきません。私の監視下で起こったことですから、責任は決して小さいものではありません。

重い気持ちを振り払うようにして、超音波検査を皮切りに諸検査を進めていきました。結果はやはり黒。細胞診はクラス5。組織診は乳頭腺管ガンという所見でした。

内心忸怩《じくじ》たるものがありますから、「さあ、手術です！」と胸を張って言うわけにはいきません。ごく控えめに診療方針を説明したあとは、もし手術ならどこの病院で受けたいか、よくご家族と相談してくださいと、彼女に下駄をあずけた形になってしまいました。

数日を経ずして彼女はやってきました。心中では少なからず葛藤があったはずですが、このときは憑《つ》き物が落ちたようなさわやかな表情で、全て先生にお任せいたしますので、よろしくお願いします、ときました。彼女の決断に敬意を抱きながら、ほっと安堵したものです。

手術が済んで、術後の補助療法としての放射線治療のために入院したまま、近くの大学病院に通うようになる頃から、彼女の再発予防にかける意気込みが違うことが誰の目にも明らかになってきました。

彼女は胃ガンの手術のあと、地元の中医学を専門とする診療所ですでに気功と漢方薬の恩恵にあずかっていたこともあって、私としては定期的にチェックしながらライフスタイル全体に気を配るという、どちらかというと総論的なお手伝いでした。

今度はいよいよ各論に入ってきたということでしょうか。彼女は院内の気功道場に入りびたり、中でも太極拳にご執心のようです。一人で黙々と形の工夫をしているのを時々目にしたものです。

後輩のガン患者を思う真情

退院を前にして、私の養生塾設立趣意書の、

「生きる哀しみとしっかり向き合いながら、時に生命の躍動を感じつつ、日々、いのちのエネルギーを高めていく、そんな人を一人でも多く世に輩出していこうとするのが養生塾です」

という言葉に出会った瞬間、彼女は、

「目指すものを得たり！」

とばかりに川越養生塾に参加します。

退院後は毎週火曜日の午後、高速道路を愛車を駆ってやってきます。いつも心がときめいていることは、その表情に現われています。さらに念には念を入れよとばかりに、免疫能を賦活《ふかつ》することにかけては定評のある「バイオブラン」なるサプリメントと漢方薬を開始しま

す。漢方薬の最初の処方はたしか「黄耆《おうぎ》、女貞子《じょていし》、白朮《びゃくじゅつ》、甘草《かんぞう》、当帰《とうき》、半枝蓮《はんしれん》」というものでした。

さらに手術からおよそ半年が過ぎた平成一五年の一二月、伊豆で開かれた、C・サイモントン博士の泊りがけのセミナーに彼女が参加しているのを知ったときは、その意気込みの大きさに舌を巻いたものでした。

サイモントン博士はガンの心理療法の世界的権威ですが、私とは妙に馬が合って、年に二回は川越のうなぎ屋さんでうな重を肴に熱燗で一杯という間柄でした。

そしてついに病膏肓《やまいこうこう》に入って、彼女は「場の養生塾『群馬』」を立ち上げます。全国に展開している場の養生塾と同じように年に一回、私の講演を中心にした集まりを催し、日常の活動としては県の施設を借りて太極拳の教室を開いています。

彼女の太極拳がまたいいのです。形は多少難があるのですが、人相と所作に得も言われぬ美しさがあるのです。敬愛して止まぬ仏教学の鎌田茂雄先生がかつて私に、「太極拳は形ではありませんよ！　いのちがあふれ出ればいいのですよ」と胸中を吐露したことがありますが、彼女はその典型。いつもときめいて生命の躍動を呼び、いのちをあふれ出させているのです。

彼女が地域の「ガンサロン」に理事として携わり、リレー・フォア・ライフに情熱を燃やしているのも、後輩のガン患者さんを思う真情の然《しか》らしめるところなのではないでしょうか。

病院の近くに家を建てた患者……大野聡克さん

冬場を除いて四月から一一月まで、私の病院には月に一度、早朝練功の日というのがあります。早朝すなわち朝の五時半に病院の玄関前を出発して、およそ三キロメートル離れた市立公園の中の広場で気功の練習です。

練習というと上達を目標に繰り返し習うという意味合いですが、この場合は少し違いますね。気功を自己実現の道と考えれば、たしかに向上の道には違いないのですが、一回一回それを意識してやっているわけではありません。ただひたすら虚空と一体となることだけを念じているのですから、これはやはり〝練功〟と中国流に呼ぶのがいいようです。

いつも午前三時半には出勤して仕事をしている私にとって、早朝はなにも特別な時間ではありません。五時一五分になると、しらじらと明け始めた玄関前に出ます。玄関前の駐車場には小さな乗用車が一台。栄養科のAさんの車です。

二人で立ち話をしているところへ本稿の主人公である大野聡克《としかつ》さんの七、八人は乗れる大型の車がやってきます。皆さんここで一旦下車して他の車で集まってくるメンバーと挨拶を交わします。大野さんの車に乗っていた人は前の晩、大野さんの自宅に泊まっていた方々です。

大野さんは二一世紀元年を記念して二〇〇一年の六月に病院の近くに家を建てましたが、その際、仲間たちがいつでも泊まれるようにと大きな家にしたそうです。それ以来、ほとんどは患者さん仲間ですが、どれほどの仲間がその恩恵に浴してきたか数え切れません。この発想の由来を彼に訊いたことはありませんが、自分が子供の頃、親戚の誰彼が泊まったときの夜の楽しさを勝手に思い出しています。

この早朝練功を初めて提案実行したのは、はるばる北海道から入院していた中学校教師のNさんです。温厚な、たしかまだ三〇代の先生でした。初回の際に、いかにも教師らしく生徒たちに説明するように最初の挨拶をしたあと、それでは院長先生からの挨拶を、と私に振ってこられていささかあわてたのを憶えています。大野さんの記憶では一九九一年の夏のことだそうですから、もう二六年も前のことです。

患者会の中心として

その頃、大野さんは直腸ガンの手術を受け、退院しても練功のために病院の道場に通っていたそうです。この初回メンバーにどなたがいらしていたか全く憶えていませんが、大野さんと、当時の山田幸子総婦長、そして私の三人がいたことは間違いありません。

それから三年ほど経て、腸閉塞の手術の目的で彼が入院してきたのが一九九四年四月一七日。なぜよく憶えているかというと、手術予定日前日の朝、私が診察で彼のおなかに手を当てたところ、やがて腸が動きだしたのです。手術せずに、彼は喜んで退院していきました。どうもその頃から彼と私は気が合った仲間だったようです。

その退院前に二人で語り合って、その五月に早朝練功の再開に至ったのでした。爾来《じらい》二三年間、一度も休んだことがないのが大野さん。たしか突然の海外出張のためと記憶していますが、一度だけ休んだのが私ということになります。

やがて一九九〇年代に起こったわが国のバブル経済の崩壊。大野さんの自営業も人並みにその波をもろに浴びて、閉鎖を余儀なくされます。間もなく彼がやってきて帯津三敬病院に就職したいと言います。すでにその頃は病院経営も冬の時代、人ひとり雇うのも院長の裁量ひとつでというわけにはいきません。えっ？　まあ……と言葉を濁していると、「……月に一〇万円もいただければ結構です」と彼。

ほっとして病院の事務総長に相談すると、竹馬の友にして男気に富む彼のこと、即座に採用に。所属については苦肉の策として「中国室」なるものを設置して、ここの所属に。これをうけて彼は枇杷葉温灸《びわはおんきゅう》を習い始めます。

枇杷葉温灸は患部や経穴《けいけつ》に枇杷の葉の表面を当て、その上から温灸を施すという江戸時代から伝わる民間療法で、いまでは代替療法の雄として全国津々浦々で広く行なわれています。以前は夕刻になると院内の気功道場が、花見の宴の場ならぬ枇杷葉温灸の場と化したものでした。集い来たる家族の手で患者さんに施術するのです。その輪がいくつもできて、道場が温灸の煙に満ち、笑い声が絶えないといった風情でした。

今では温灸ならぬ電気灸を持って各病室を回りますから煙もなく、また口数の少ない大野さんのことですから至って静かなものです。

さらには患者会の中心にあって労を惜しまない大野さんは、他人《ひと》のために尽くすことを大いなる喜びとしているようです。毎年、一二月末になると、病院近くの大野さん宅は三、四〇人ぐらいの人々でふくれ上がります。患者会の忘年会です。資格はただ一つ、帯津三敬病院で共にいたということです。古い戦友たちの集りといった雰囲気です。もちろん私をはじめ病院関係者も呼ばれます。旧知のあの顔、この顔が見えています。同窓会のようです。大野さんなしには、この集りはなかったことでしょう。第4期の進行ガンにもかかわらず再発なしの二六年間。その大いなる喜びがもたらした宝物でしょう。

四人に共通する「ときめきの二重奏」

この四人に共通していることは何でしょうか。それは四人ともに他人のために尽すという喜びのなかで、自らの向上にときめくという、ときめきの二重奏《にじゅうそう》をかなでていることにあるのではないでしょうか。

楊名時先生はこの地球上に太極《たいきょく》の道を広めるという使命のなかで、終りなき自己実現の道を歩みつづけていました。あの酒席のすばらしさもその一端だったような気がします。

永井せい子さんは多くの若者たちに『三四郎』の世界を提供しながら彼らのときめきを糧《かて》に自らのときめきの虚空《こくう》をあの狭い空間のなかに築いていたのでしょう。

岡庭和子さんは自分の嘗《な》めたのと同じ辛酸《しんさん》を少しでも軽くしてあげようと、後輩の患者さんたちのために「がんサロン」に「リレー・フォア・ライフ」にと情熱を燃やしています。そして特筆すべきは彼女の太極拳教室です。人数はそれほど多くないのに、彼女の独特な太極拳が好きで好きでたまらない人たちが集まっているのです。「私、岡庭さんの太極拳が好きでたまらないんです」と言いながら旅立って行った食道ガンの女性の患者さんがいました。岡庭さんは何という果報者《かほうもの》だろうと思ったものです。

大野さんの生活は全てが人のために成り立っています。患者会の仕事も、病院での枇杷灸《びわきゅう》も、早朝練功も、そして何よりも誰でも自宅に泊めてあげることです。早朝練功の前夜などは一〇人近い人々が泊っています。ふだんでも一人や二人はいつも泊っています。こんなことって珍しいのではないでしょうか。あまり聞いたことがないですよね。

先日はまた彼の隠れた才能にもおどろきました。私の患者さんの一人が私の傘寿《さんじゅ》を記念して作詞作曲の唄を作ってきたのです。なんと大野さんがこれを唄ってＣＤを作りました。玄人《くろうと》はだしの歌唱力に目を瞠《みは》ったものです。

〈第4章〉

飲む、食べる

がぶ飲みから、自分の適量にたどりつく

「毎日飲んで、二日酔いにならないのですか？」

酒を欠かさない私はよく聞かれます。もちろん経験はありますよ、東大病院の医局長時代に。

診療は別の医者に任せて、医局長は一日の多くを医局で過ごします。しかし仕事の範囲は多岐にわたり、「外科医が一人ほしい」という依頼があれば自分で応じたりもしていました。ですが当時は二日酔いで頭が痛い日が多くて、出勤して即、医局のソファに横たわってしまうこともよくありました。でも来客は途絶えませんから、私はこんな対応をしていました。「先輩、申し訳ないけど私は今、二日酔いで起き上がれません。私、寝転がったままでしゃべるから近くにきてください」

懐が深い先輩ばかりでしたからニコニコしながら話をしてくれましたけど、当時はそんな、後先考えない飲み方をしていましたね。

そんな「若気の至り」をピタッとやめたのは、四〇歳頃です。川越市に帯津三敬病院を設立してからは、二日酔いになったのは一回きり。モンゴルで飲みすぎて、北京に移動する飛行機の中で二日酔いになってしまいましたが、以降は経験なしです。

酒量は学生時代と同じで、衰えてはいません。

年齢を重ねると、場の勢いや人との掛け合いでやたらと飲むようなことはしなくなるものです。自分がちょうどいいと感じる量でやめられる。結果、本当の意味で酒をたしなみ、楽しめるようになりました。

がぶ飲みをして、酒のいいところも悪いところも知り尽くさないと、自分の適量にはたどりつけません。

「悪事をはたらきつつ、知らず識らず善事をたのしむ。これが人間だわさ」

池波正太郎さんの『鬼平犯科帳』のなかのセリフです。まさに、人間が生きていく過程と同じなんです。

メタボなんて余計なお世話

ただし、私ぐらい酒を飲み続けていると、「健康診断の結果は大丈夫なんですか?」なんて心配されることもあります。ですが、そもそも私は「健康診断で大丈夫」ということに懐疑的です。特に、メタボリック・シンドローム（以下、メタボ）の定義は、複合的な問題を抱えています。

ちょうどこの言葉が取り沙汰された頃、五木寛之さんと対談する機会がありました。彼が私の一メートルもある腹囲を見ながら、こんな質問をするんです。

「このところメタボという言葉が世間をにぎわせていますが、実際のところはどうなんですか？」

私が伝えたのは、「あれは余計なお世話ですよ」というひと言だけ。勘がいい人ですから、「あぁ、そうですか」で話は終わりました。

医療に詳しくない人がメタボと診断されたら、どうしても気にしてしまいがちです。ですが、毎日腹囲のサイズばかりを気にして、二合飲みたい晩酌を一合にして、やがて死に直面して狼狽する。こんな人生、送りたいですか？

実は、血圧や総コレステロール、中性脂肪、ＢＭＩ（肥満度）は、メタボの基準とする数値よりも少し高めのほうが長生きする、という報告が、複数の医療関係者から提出されています。数値で表すと次のとおりになります。
●総コレステロール　２４０～２５０mg／dl
●最高血圧　１４０～１６０mmhg
●中性脂肪　１５０～３００mg／dl
●ＢＭＩ　25～29（指数）
二〇〇九年に厚生労働省が発表した「体型別の平均余命」の結果でも、最も平均寿命が長かったのは、四〇歳の時点で「太り気味」だった人。いちばん早死にしているのが「やせ」で、「肥満」の人と比較しても、四～五歳も寿命が短いことが判明しています。

江戸時代中期の禅僧、白隠《はくいん》慧《え》鶴《かく》の絵「すたすた坊主」で描かれているお坊さんのおなかも、かなりふっくらとしています。でも、太っていることなど気にせず、お酒と菜っ葉を手に持ち、実にいい笑顔をしている。

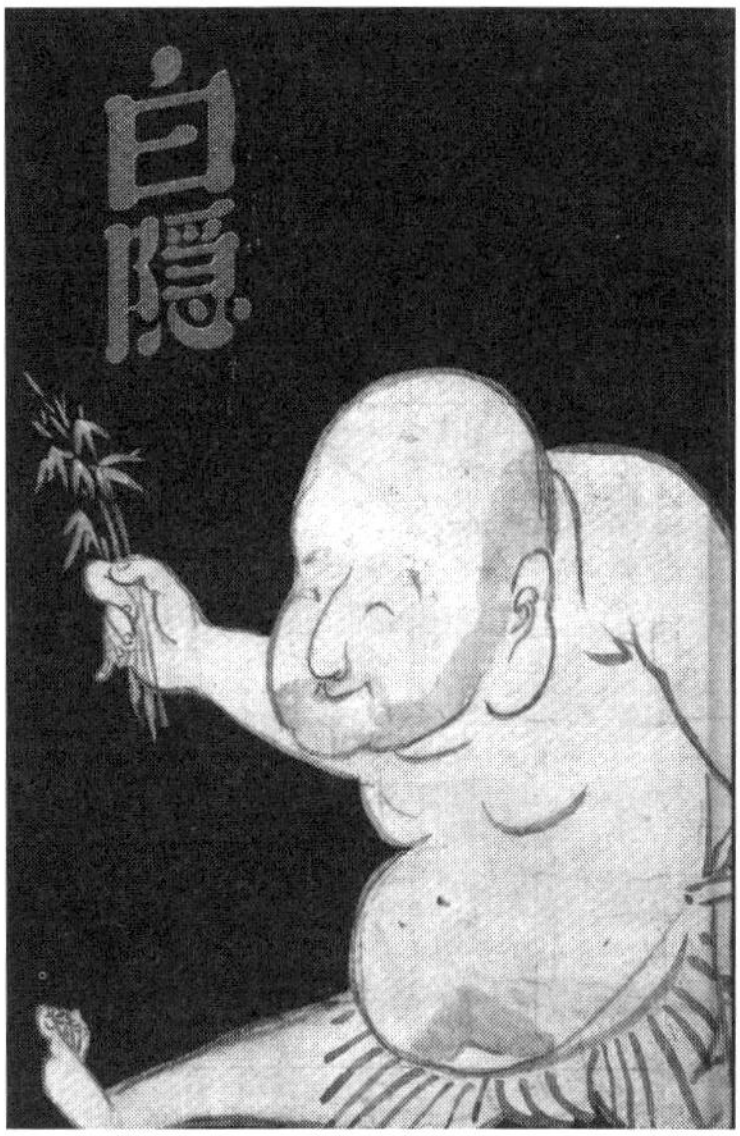

「すたすた坊主」にとって、酒と食は生きがいだったのでしょう。これは、昔から健康か不健康かの決め手は腹囲のサイズではなく、胸に煮えたぎる「ときめき」を重視していた証拠です。「ときめき」を心の中に持っていれば、太っていてもいいということです。

「数値」より「ときめき」

メタボと診断されたら、摂取カロリーと合わせて脂肪やタンパク質を少々制限するといいと言われています。しかし、これでは数値を気にする食生活に陥ってしまいます。

メタボを改善したいのであれば、暴飲暴食を避けて、心と体によしと思える程度の摂取量に減らすだけで十分。何を食べるべきで何を食べてはいけない、ということはありません。本当にうまいと思える旬のものや地場のものを、腹八分食べる。これは「いい人生」を歩むことにもつながります。

「粗食」という言葉に引きずられてはいけません。自分がうまいと感じるか否かを基準にしましょう。食べる量を少し調整するだけでいい。苦しんではいけないのです。

私は湯豆腐や旬の刺身、枝豆とそら豆、里芋とじゃがいもが大好きです。それこそ『鬼平犯科帳』に登場する飲んべえの肴ばかり。私が太っているのは、太っていることを気にせず、毎日の晩酌を欠かさないからです。

ただし、年齢を重ねたらメタボかどうかは関係なく、適度な運動は必要です。私が続けているのは、気功と太極拳。太極拳は相当な運動量になります。患者さんを指導するため自分も運動をすることになります。それが結果として自分のためになっています。おかげで今でもいざというとき、例えば電車に乗り遅れそうになったら、全力でダーッと走れます。

ですから、腹囲のサイズや「数値」ではなく、胸に煮えたぎる「ときめき」があるかどうかを判断、指導するのが医者の役目だと私は考えています。そんなお医者さん、あまりいないですけどね。

メタボ健診の数値に捉われる愚

中年男性の二人に一人がメタボリック・シンドローム予備軍だと言われています。そのため、肥満は健康の大敵と考える人は少なくありません。メタボになると心臓病や脳卒中、糖尿病にかかるリスクが高くなるからです。

確かに、病気を未然に防ぐための対策は必要ですが、血圧や総コレステロールなどの数値ばかりに捉われてはいけません。その理由は、日本人間ドック学会が定めたメタボの基準値を見るとよくわかります。

例えば、総コレステロール値。二〇〇八年にメタボ健診がスタートする以前は２５０㎎／dl以上を高コレステロールと呼んでいました。メタボ健診以降、２２０㎎／dl以上を「高コレステロール」と呼ぶことになりました。

基準値の変更により、今まで健康だと診断されていた人たちまで、「病人」か「病人予備軍」に分類されるようになったのです。今までは健康だったのに、学会が定めた基準値でメタボと診断され、薬でコレステロールや血圧を基準値まで下げられる人が大幅に増えたことを考えると、メタボ健診の罪は大きいと言わざるをえません。

変更された診断基準に当てはまり、治療薬を飲む患者さんが増えると、利益が上がるのが製薬会社であることは言うまでもありません。基準値を上下させるだけで、製薬会社の売上げがかなり変わるのは事実です。「製薬会社を儲けさせるためのメタボ健診」と、厳しく指摘する人もいます。

私は、数値だけでメタボの烙印を押していくのはおかしいと考えています。病気のハードルを下げ、健康不安をあおって、治療対象者を増やしているにすぎない、と思えてなりません。実際、メタボの基準値は誰がどうやって決めたのか、なぜその数値なのか、医者である私自身すらよくわからないところがたくさんあるのです。

しかも、メタボ治療で処方されるコレステロール値を下げる薬は、飲み始めたら、一生飲み続けなければいけません。数値が下がったら服用をやめていいわけではなく、「数値が下がったのは薬の効果ですから、ずっと飲み続けなさい」と指導されるのです。

こうした背景を医師やメディアなど各方面から指摘されました。それが原因かどうかわかりませんが、二〇一四年四月、日本人間ドック学会と健康保険組合連合会が、新たな基準値を公表しました。人間ドックで検査を受けた一五〇万人の検診結果データを解析し、血圧やコレステロールなどの数値を大幅に緩和する、男女別の新しい基準値を公表したのです。男性についての項目は次のとおりです。

●総コレステロール　151～254㎎／dl

●中性脂肪　39〜198㎎／dl
●BMI　18・5〜27・7（指数）となっています。

厚労省はいまだにメタボを固守していますが、一般的には考え方が変わったということでしょう。

私は自分の病院に来る患者さんに、コレステロール値を下げる薬を出したことがありません。300㎎／dl未満なら、「ライフスタイルを改善すれば下がります」と指導しています。この程度の数値であれば、摂取カロリーを少し制限し、よく運動すれば問題ないと考えているからです。

ただし、300㎎／dlを超えると患者さんの体調も絶好調というわけにはいきません。その場合は、私ではなく、内科の先生に薬の処方の判断を委ねます。

コレステロールがガンを止めている

私が300㎎／dl以下の患者さんに原則として薬を処方しない理由は二つあります。

一つは、コレステロール値を下げる薬を飲むと、つらい副作用を伴う可能性があるからです。コレステロール値が下がっても副作用がきついのでは、帳尻が合いません。

二つ目は、コレステロール値を極端に減らすと、ガンに対する抵抗力が失われてしまうからです。コレステロールは免疫細胞だけでなく、体を形づくっている全ての細胞の膜の構成成分です。健康な人が病気を予防したり、心身の活力を高めるためにも欠かせない成分なのです。

コレステロールが必要以上に減ってしまうと、免疫細胞の働きが低下し、新しい免疫細胞を作ることも難しくなり、結果的にガンの暴走を食い止められなくなる危険性が高まります。薬で血液中のコレステロールを無理やり下げたときにも、同様のことが起こる可能性があると考えられます。

実際、ガンにかかった患者さんは、コレステロール値が極端に低下するため、数値を上げる治療をしなければなりません。ですから、コレステロール値が高い人も通常の人も、低くする方向に努力するのではなく、「高値安定」を目指さなければならないのです。

だからこそ私は、コレステロール値に悩む患者さんにはこう伝えています。

「少しぐらい太っている、〝ちょいメタ〟だっていいんです。重要なことは数値や腹囲のサイズではなく、胸に煮えたぎる『ときめき』を持って、自分の人生を積極的に生きることです」

私は腹囲が一メートル、コレステロール値が260～270㎎／dl、中性脂肪が385㎎／dlですから、現在のメタボ健診の基準値で言えば、間違いなく薬の処方が必要なレベルです。でも私は、自分を健康だと信じて疑っていません。

中性脂肪値は日頃の食生活の結果ですから、うまい食事をたらふく食べて酒を飲んだあとは、誰でも高くなりがちです。値を下げたかったら、粗食を心がければいい。数値を気にする患者さんには、「下げたかったら、採血する一週間前から粗食を心がければ必ず下がります」と指導しています。

中性脂肪値は、食事で簡単に上下する流動的な数値です。神経質になって正常値に「右へならえ」をすると、今度はそれがストレスとなって、よけいに数値を悪くしてしまいます。数値に一喜一憂したあげく、悪化を招くなんて、バカげていませんか？

分析的医学の悪癖――コレステロール基準値の怪

最近、アメリカのＦＤＡ（米国食品医薬品局）が、三年後に国内でのトランス脂肪酸を含む油脂の使用を原則禁止すると発表しました。物質名で言われるとわからないと思いますが、なじみの深い食品で言うと「マーガリン」。あるいはパンを作るときの原料で、食感をよくする効果のある「ショートニング」などに含まれています。

こうした報道によって、ナーバスになっている方も多いのではないでしょうか。さらには、「なぜ危険な食品を日本は禁止もせずに放置しているんだ」と憤《いきどお》る人もいるかもしれません。

しかし、子供の頃は「マーガリン」を年中食べていました。現在でも、パンを頻繁に食べる方もいて、特に問題なく生活しています。この問題の根底には、やはり分析的医学の悪癖とも呼ぶべき発想があると考えます。

まず、「トランス脂肪酸」は食べ物に含まれているものであり、薬ではありません。しかも同じものを毎日、大量に食べ続けるわけでもありません。アメリカが禁止までした事情はわかりませんが、日本でことさら目の敵にする風潮はよくないと考えます。

なぜ基準が目まぐるしく変わるのか

こんなことを聞くと、「いいかげんなことを言って！」と怒りだす人もいるでしょう。しかしあやふやなのは、健康に対して「善悪」を判断する値のほうなのです。総コレステロールの「基準値」が短期間でどれほど変化したのかを見てみましょう。

私が医師になった当時の基準値は２５０（以下、単位は㎎／dl）でした。それ以前は２６０でした。「総コレステロール」では「善玉」「悪玉」の区別がつかないということで、二〇〇七年に日本動脈硬化学会によりＬＤＬ、ＨＤＬが設けられます。基準値の変更はこれにとどまらず、総コレステロールは２２０に。二〇一四年からは男女、年齢などに細かく分かれた新基準が設けられるようになりました。

この半世紀で食の環境が変わったことは間違いないでしょう。しかし、たった半世紀で「人間」が変わるでしょうか？　変わるはずがありません。では、なぜ基準だけがこうも目まぐるしく変わるのでしょうか。

そこにどんな「意図」があるかはわかりかねますが、基準が30減れば、一夜にして「健康」とされた方が「病気」と診断されます。そうなると高脂血症の薬が出されます。当然、製薬会社は一夜を境に多くの患者さんに薬が売れるようになるわけです。もちろん薬局も儲かるでしょう。

そもそもコレステロールが注目された理由は、その値が高いと生活習慣病が増え、医療費が増えることでした。ところが、基準を下げることで「病人」を増やせば、逆に医療費は増えるわけです。

まさに矛盾だらけの本末転倒と言えるでしょう。

そもそも人間にはいい面と悪い面があって初めて「人」ですから、善人・悪人というのを分けることも難しい。同じようにコレステロールも善玉・悪玉と二つに割れるものではないのです。両者は、善玉が上がれば悪玉も上がる関係です。悪玉専用、善玉専用の食べ物などないのです。

これこそが「分析的」「科学的」であることの悪癖です。この発想の根底にあるのは「食事」ではなく「食材」、それどころか「物質」です。人は物質を食べて生きているのではなく、生きる楽しみを食べています。それこそが健康の本質なのです。「おいしいと思えばだいたい健康」、そんなゆったりした気持ちで生活しましょう。

カツオの刺身のにんにくスライス添え

食通でも知られる作家、池波正太郎さんの『江戸の味を食べたくなって』（新潮文庫）の中で、五月をカツオの季節だと記しています。池波さんの著書を頼りに若い頃、あちこちのうまい店を巡っていた私は影響を受けているのでしょう。私にとって五月はやはり、初ガツオの季節なのです。

初物に目がない私ですが、特に好きなのが、初ガツオの刺身。あぶったカツオも好きですが、圧倒的に刺身のほうが好きなのです。赤々と燃えるような色みを眺めているだけで、口の中に唾液がたまるほど食欲をそそられます。

通常、カツオの刺身にはすりおろしたにんにくか生姜が添えられていますが、私がいちばん好きな食べ方は、薄くスライスした生にんにくを三枚ほど、カツオの刺身に乗せて食べる方法です。カツオの刺身をよく醤油につけて、その上にスライスしたにんにくを乗せ、パリパリと食べる。これがたまらなくうまいのです。

以前、大阪の居酒屋でカツオの刺身を頼んだところ、醤油を敷いた皿にカツオの刺身を盛り、その上ににんにくのスライスをたくさん張りつけたものが出てきました。最初は少し驚きましたが、食べてみたら本当においしかった。

それ以降、病みつきになり、カツオの刺身を食べるときは必ず、にんにくのスライスを添えてもらうことにしています。生のにんにくを食べると、口の中がピリピリするほど刺激があり、翌日になっても周りから「クサイ、クサイ」と言われますが……好きだからやめられないんですよねぇ。

五月は新じゃががおいしい季節でもあります。小ぶりのものを甘辛く煮たのも好きですが、私がいちばん好きなのは、「新じゃがの千切り炒め」です。

千切りにしてバターで炒め、少々塩を振るだけの簡単な料理です。シャキシャキとした歯応えになるよう、サッと炒めるのがコツで、芯が少し残っているぐらいに仕上げると、いちばんおいしく食べられます。

これはもともと今は亡きうちの女房の得意料理でした。私はこの上にウスターソースをじゃぶじゃぶとかけて食べます。ウスターソースの海の中から拾い上げるようにして食べるのが、最高にうまいのです。ウスターソースは色が濃いだけで意外と味は薄めですから、たっぷりとかけても塩分過多にはなりにくい調味料なのです。

「生命場」を整える

初ガツオに生のにんにく、じゃがいも。どれも栄養価が高い食材ですが、実は栄養があるから好んで食べているわけではありません。

初物、特に初ガツオは食べると寿命が七五〇日も延びると言い伝えられている、滋養食材です。

にんにくが滋養強壮に効果的であることは昔から周知の事実であったようで、江戸時代の本草学者、貝原益軒が編纂した『大和本草《やまとほんぞう》』にも、こうあります。

「悪臭甚だしくとも効能が多いので人家に欠くべからざるもの」

じゃがいもは昔、飢饉のときなど主食にされたほど栄養価が高く、加熱しても壊れにくいビタミンCを含有しています。

私がこれら栄養を豊富に含む食材を好むのは、食事をすることの基本であり究極の目的が、「自分の〝生命場〟を整えること」にあるからです。

大地の「場」と私たちの体の「場」はつながっています。大地がなければ人は生きていけない。体は、皮膚を境に大地から閉鎖されているのでなく、大地と体は共有し合う存在です。

「食べる」とは単に栄養素という物質の摂取ではなく、大地が持つ生命エネルギーを体内に届ける行為。食事とは、自分の生命場を整えることに他ならないのです。そのためには大地のエネルギーをふんだんに含んだ食材を選んだほうがいい。その季節にその土地でとれた食物が、いちばん大地のエネルギーを効率よく摂取できます。

そうした食材の条件は次の三つです。①旬で地場のものを、②なるべく加工しないで、③できればまるごと食べる。

食物は、私たちの自然治癒力を高めてくれますが、体の空間と共鳴して共振した状態にあるものが特にいい。なるべく加工しないで摂取したほうがいい理由は、添加物を加えたり食材を精製しすぎることで、大地のエネルギーが削がれるからです。

しかし、この観点から考えると、動物性の食材はあまりお勧めできない、ということになります。

なぜなら肉など動物性の食材は、動物が大地のエネルギーを取り込み、迂回して私たちの体に取り込むため、大地のエネルギーの純粋性が失われるからです。また、魚と異なり、まるごと食べることができません。

魚も動物と同じく大地のエネルギーを迂回して摂取することになりますが、小魚や鮎の塩焼きなどは、まるごと食べられます。また生で食せる肉類はわずかですが、鮮魚は包丁で切る程度の加工で刺身として食べられます。肉より魚がいいというのは、こうした理由があるからなのです。

といって、動物性の食材を、一切排除する必要はありません。大切なことは、ときめきに従って食事を選ぶこと。ときめきに従えば、自然とバランスも取れているものです。自分が求めているものは、命そのものが求めているという観点で選びましょう。

好物を食べることは養生につながる

心がときめく食事というと、誰しも自分の好物を思い浮かべると思います。貝原益軒は著書『養生訓』に、こう書いています。

「好物は脾胃《ひい》(=消化器)も好むから体の補いとなる。明末〜清初の劇作家・小説家である李笠翁《りりゅうおう》(李漁)も『本当に好きな食べものは薬に相当する』と述べている。しかし、好物でも食べ過ぎるのは、嫌いな物をすこし食べるよりも悪い」

好物を食べることは養生につながります。まさに「食養生」と言えるでしょう。

食べすぎはよくありませんが、好物が体にいいというのは中国医学の弁証(医学的な診断)でも同じように言われています。好きな物は体が要求しているのですから、それを食べたほうがいい、というわけです。

中国の弁証で食べ物に関する解説本を読むと、その膨大な種類に驚かされます。例えば寒さに弱い、手足が冷えやすい、顔も青白い体質を「寒性体質」と言います。そうした体質ごとに、食べ物が全て分けられて記載されているのです。

これらの全てを覚えることは無理ですから、やはり「自分の体の中の要求に耳を澄まし、それに従えばいい」というのが私の考えです。

食養生の達人たち

体の要求に従う食養生の達人として、私が見習いたいのは、俳人の正岡子規。

子規は二二歳のときに肺結核と診断されて、二九歳のときに結核菌が脊椎を冒して脊椎カリエスを発症します。この頃から床に伏す日が増え、三四歳で亡くなるまでの二、三年はほとんど寝たきりの状態でした。

それでも、食べることに関しては最期まで意欲を失うことはなく、一日三食しっかりと食べていました。亡くなる一年ほど前から東京・根岸の里のわび住まいで、病床の中からつづった日記『仰臥漫録《ぎょうがまんろく》』（岩波文庫）には、彼のもとに友人や弟子などが多く訪ねてきて、「うまい飯」を楽しんでいた記述があちこちにあります。

「虚子を待つ　松蕈鮓（マッタケ寿司）や　酒二合」

虚子とは同じ俳人の高浜虚子のこと。これは、子規がまだ体を起こすことができた三〇歳頃の句ですが、どうやらお弟子さんの河東碧梧桐《かわひがしへきごどう》が手土産で持参したマツタケ寿司を見て喜び、「もうじき虚子が来るから、三人で食べよう」と言っていたようです。親しい人間と一緒にうまい物を食べる喜び、命の躍動が伝わってくるようです。

亡くなる数カ月前にもこんな句を作っています。

「雨に友あり　八百屋に芹を　求めける」

はた目には褥瘡《じょくそう》（床ずれ）により寝返りさえ打てない状態で、病に伏して気の毒に見えますが、毎日、自分の気に入った物を食べて喜び、また親しい仲間とともにうまい物に舌鼓を打つ。死ぬまでこれを貫いたのですから、みごとです。これも一つの食養生の形です。

子規の最期の日々を知るにつけ、「健康」というものは体の故障があってなお、それを凌駕するほどの命の状態を指すのだと痛感します。その意味で、正岡子規は最期まで「健康」だったと、私は考えます。

食養生の達人としてもう一人思い浮かぶのが、生前、食通をもって任じていたことで知られる作家、立原正秋氏です。

立原氏は鎌倉に居を構え、朝起きるとまず海岸へ行って、漁師がとってきたばかりの魚介類を買い、自分でさばいていたといいます。それを肴に、毎日一升の酒を飲むのです。

彼の小説に登場する人物たちも、朝、魚屋や八百屋で新鮮な食材を求め、調理して食卓に出すことが多い。その丹念な描き方から見ても、新鮮な食材の素材の味を生かした料理を食することが、彼にとってはときめきの食事だったことがうかがえます。

立原氏はある日、有名なアンコウ鍋の店に行きます。ふだんは自分でアンコウをさばいて鍋を作るような人ですから、生半可な味では納得しません。この店の味に彼は納得できなかったようですが、その表現がとてもしゃれています。「味に希望がない」と書いているのです。この文章を目にしたとき、なんとなく気持ちがわかるような気がしました。食べる物には、どこか未来に向かう感じ、すなわち希望があってほしいと、私も思うのです。

心がときめく物を食べる

この未来に向かう感じ。それこそがときめきです。

私は心がときめく物を食べると決めていますから、ときには大好物の蕎麦《そば》屋のカツ丼も食べます。ですが最近は、つまみに卵焼きを頼むことも多い。そんなときの締めにカレーライスを頼んだりもします。すると、店のお姐さんに怒られるわけです。「なんで蕎麦屋に来たのに、蕎麦を食べないでカレーを食べるんですか！」

それはそうです。でも、どうしてもやめられない。蕎麦屋のカレーは、我々が子供時代の家庭のカレーと味が同じなのです。見た目も家で母親が作ったのと同じ黄色ですから、懐かしさも込み上げるんですよね。そこに、ウスターソースをじゃぶじゃぶとかけて食べます。すると、今度は料理人に怒られるわけです。「完成品を出しているのに調味料を追加するとはなにごとですか！」と。

ですが、蕎麦屋で頼んだカレーにウスターソースをかけて食すことが私にときめきをもたらしてくれるわけですから、どうしてもやめられません。

やめられないといえば、季節を問わず年中食べているのが湯豆腐。夏に冷や奴しか置いていない店に行き、「温めてくれますか？」と頼むと、たいてい断られます。

ですから夏、出先で湯豆腐を食べたくなると、帰り足で私は川越のある店に足を運びます。そこで出される湯豆腐には、醤油に刻んだネギ、ゴマ、かつおぶしが添えられていて、豆腐と一緒に食べます。食べ終えた残りの醤油は半ライスにかけて食べきるのですが、これがまたうまい！

暑くなる時期こそ、体を冷やすのは厳禁。皆さんも湯豆腐で体を温めてみてはいかがですか。

食べない人の「知性と霊性の統合」

暑い夏にはどうしても食が細くなりがちです。

私の昔からの知り合いの方で、現在沖縄に住んでいる女性がいます。東京大学の法学部を卒業されて、裁判官をやっていて、定年の少し前に辞めて琉球大学の法学部の教授になった方です。彼女はなかなか「霊的」な方で……といっても、お化けだったという話ではありません。

私はモンゴルに一〇数回行っているのですが、行くときには知人に声をかけて希望する人と一緒に行くようにしています。前回は、その元裁判官の女性が同行しました。六日間、行動したのですが、食べ物を一つも食べない。水分だけは口にするのですけど、それも自分で作ったジュースです。成分は皆目見当もつかないのですけど、とにかく約一週間も食べなかったのを目の当たりにしました。

この方が二〇一五年の四月に『食べない、死なない、争わない』（マキノ出版）という本を上梓しました。私にその出版社から、「推薦の文を帯に書いてほしい」という依頼がありました。思い出したのは、彼女のモンゴルでの行動です。そこで私はこう書きました。

「これぞまさに知性と霊性の統合です」

本当はもう少し長く書いたのですが、その一部を取ってこれが帯の文言となったわけです。出版後、沖縄で講演する機会があって、彼女からお礼を言われたのですけど、懇親会でも食べません。

やはり「食べない」というのは「霊的」な人でないと無理でしょう。

「食べない」健康法で体調がよくなる⁉

俳優の榎木孝明さんが、一カ月間、ほぼ水だけで生活したことがニュースになったことがあります。榎木さんに言わせると、これは「不食」だそうで、「絶食、断食ではない」とコメントしています。「不食とは食欲と闘わず食べない」行為だそうですが、食物を体内に入れないという点では「絶食」「断食」と共通しているでしょう。

このようなニュースを知ると、「食べない」健康法への関心を持った方も多いのではないかと思います。

絶食・断食をやっている人は、洋の東西を問わずけっこういます。例えば、統合医学のリーダーのアンドルー・ワイル博士もその一人です。私とよく話していた時期に、「週に一回、一日なにも食べない日を作っている」と言っていました。博士は経験から、たまに食べないことで体調がよくなることを知り、調整しながら絶食をしていたようです。

また、絶食が宗教の儀式として行なわれることも多いようです。イスラム教のラマダンはよく知られていますが、仏教にも「お堂入り」というものがあります。平安期に比叡山で始まった、合計七年もかかる「千日回峰行」という過酷な修行の中にある行です。

私は千日回峰行を全うした、天台宗の藤波源信さんとの対談で『いのちの力』（経済界〇七年）という本を作ったことがあります。そのとき藤波さんから「お堂入り」のことを聞いたのですが、九日間、食べない、飲まない、眠らないという命がけの修行だそうです。

一歩間違えば本当に死んでしまうかもしれない。藤波さんでも心身疲労の極致になったとおっしゃっていました。しかし、それでなにか悟るところはあったのでしょう。

絶食はガンに効く？

実は、ガンと断食・絶食との関係は、医学的に研究されてはいます。

ガンが慢性の炎症から起こるという説があります。この「慢性の炎症」というのは、血流のいい組織に有害刺激が加わると、それに対して組織が局所反応を起こすこと。その反応自体がストレスになり、ガン化のもとになるという説です。

もう少し具体的な例を使って説明しましょう。

確かに食べ物は体にいいし必要なものです。一方で、例えば腸の粘膜にとって食べ物は「異物」です。そこで、腸の粘膜は「異物」に対して局所の反応をして、腸壁に慢性炎症を起こす。それがガン化の一つの原因であるという説です。

うがった見方かもしれませんが、絶食することによって、慢性刺激の原因である食物が、ある期間だけ行かなくなる。結果、多少改善につながるのではないか、という考え方です。抗ガン剤と絶食を一緒にやったほうが、普通に摂食しながら抗ガン剤を使っているより、治療成績がいいというデータもあります。絶食をすると正常細胞が弱る前に、ガン化した異常細胞のほうが先に弱るという説もあります。

しかし、これらは強い根拠（エビデンス）に支えられた説ではないようです。ここがとても重要で、絶食に関する説や、実験なども行なわれてはいるものの、どれもみごとなリサーチとは言えないのです。

絶食、断食は、医学的エビデンスに基づいた行為ではなく、「お堂入り」「ラマダン」などに見られる精神性や、霊性に近い行為だと考えるべきでしょう。たとえエビデンスが薄くても、結果的に実行した本人の体調がよくなれば、それでいいと私は考えています。

私の漢方の先生が「絶食研究会」を行なっています。埼玉県の秩父、三峰神社の宿坊で研究会を開くことになり、私に講演の依頼が来ました。三峰は秩父でもかなり奥。私は「人里離れた宿坊の一杯も悪くない、今日は飲めるなぁ」と思って行きました。

ところが、着くなり絶食だと言われまして……お茶だけしか飲めないと。「がっかり」という言葉はこのときのためにあるというほどがっかり。本当は泊まるつもりだったのですけど、「用事ができたので帰ります」と言って、夕方には帰ってしまいました。

そんなことでも明らかなように、私自身は絶食というのは、あまり好き……いや、望んでやりたいとは思いません。

ゲルソン療法は「背水の陣」

しかし、ガンの患者さんが一、二週間程度の軽い絶食を望むことはよくあります。

もしその患者さんが、消化器系のガンで、ふだんあまり食べておらず、体力も落ちているのであれば、止めます。しかし、例えば乳ガンで、割合に消化管は丈夫で普通に食べていて、体力が落ちていない患者さんであれば、認めるようにしています。

医学的な効果の保証はともかく、本人がやりたいというのは「ときめき」。絶食によって得られることがあれば、やったほうがよいのではないかと考えているからです。

例えば、ゲルソン療法というものがあります。これは、野菜しか食べない療法です。具体的には、野菜のスープ、野菜ジュースと生野菜。さらに塩分もなしで生活をします。以前オーストラリアで見たときには、野菜も葉っぱのまま食べていました。だから食器もいらないほどでした。

こうしたゲルソン療法などを患者さんが望んだ場合、私はその患者さんの病状が「背水の陣」か否かを考えます。なにをやっても効果がない。一方でガンはどんどん進んでいく。そういうときに、一度日常性を完全に変えると、意外といいときがあるからです。

断食も日常性を変える行為です。だからといって、普通に健康に生きている人が無理にやるものではありません。行なうなら常に医師に相談しながら行なうべきものです。

不食・絶食は、医学的なエビデンスに基づいた効果、というより、精神性、霊性、スピリチュアルな効果を期待するもの。こう考えるのは、もしかすると、私が過度の食いしん坊であるからかもしれませんけどね。

不眠知らずのコツ

五〇代以上の男性には不眠で悩んでいる人も多いと言われています。理由は働き盛りのストレス。責任ある地位に就くことが多い年代で、体力も十分にありますから、オーバーワーク気味になる人が多いのです。

一方の私は若い頃から傘寿を迎える現在でも、「眠れない」という経験をしたことがありません。ふだんの起床時間は午前二時半、夜九時半から一〇時には寝て、二時半まで一度も目覚めることはありません。途中で目覚めたときは、「二度寝したら起きられない」と判断して、そのまま原稿書きに入ることもあります。

不眠知らずのコツは毎日の酒の飲み方。私の場合は「寝酒」ではなく「晩酌」にする、と心がけています。夜八時頃には酒をやめて一〇時頃寝る生活サイクルです。

寝酒をすると眠りが浅くなると言われていますが、酒を飲んでから寝るまでに、少しでもインターバルを取るようにしているのです。

アルコールには興奮作用がありますが、このように「晩酌」を意識して、寝る直前は控える。これだけで起床時の酒の残り方が全く違います。こうすると、酒による心身の疲れを癒す効果も実感できます。

とはいえ、サラリーマンは渡世の義理で飲まなければいけない機会も多いと思います。飲んだら電車やタクシーで早く帰宅し、自宅に到着したら酒を飲まずに眠ってしまうこと。たったこれだけのことで、なるべく飲酒から睡眠まで時間を空けることができます。つまり「寝酒」を「晩酌」に変えることができるのです。

不眠と睡眠薬のよいつきあい方

サラリーマンで不眠に悩む方々に私が言えることとは、とにかくコンスタントに仕事をこなすこと。従事している仕事がある一定のリズムを持ってくれることが、不眠防止に最上の効果をもたらします。ある日はものすごく忙しく、ある日はものすごく暇、というのでは、どうしても体内リズムが狂わざるをえません。それをなんとか自分で調整するようにしましょう。

もう一つは、何を試しても実感できる効果を得られないのであれば、恐れずに薬の力に頼ること。眠れずに翌日、体調がすぐれないまま仕事に取り組むよりも、格段に効果が上がります。

読売新聞社の会長・主筆である渡邊恒雄さんと対談したときのことです。渡邊さんは二〇代の頃から四種類の睡眠薬を飲んで眠りにつくと語っていました。飲むと早い段階で眠くなり、朝まで一度も起きずに熟睡できるそうです。この深い眠りが一日の活力を与えてくれるともおっしゃっていました。

渡邊さんはそのとき八九歳でしたから、二〇代の頃から計算すると、常飲歴はおよそ六〇年以上です。話を聞いて感じたことは「何を大切にするか」という、人生の中の優先順位についてでした。渡邊さんは自分の仕事をきちんとやることに重きを置き、薬を飲むことを選んだわけです。夜眠れずに仕事に支障をきたすようであれば、どんな手段を使ってでも眠ることを選択したそのことが、今の結果だと思います。

これこそ不眠と睡眠薬のよいつきあい方の見本と言えるでしょう。

睡眠薬と安全に上手につきあうには？

私自身は眠れないということがありません。自分にとってはかなり厳しいことが起こって、「今日は眠れないんじゃないかな」と思っても、いつものように酒を飲んでいると、だいたい眠れます。

午前二時半に起きるのが私の習慣です。朝になっても目が覚めなかったら困ると思っても、少し眠れば習慣どおりに目が覚めます。私の場合、そのまま仕事なので困ることもありません。

このように「不眠」の苦労とは無縁の私ですが、患者さんの中にはとても苦労している方もいます。そのいちばん多い原因は、「睡眠誘導剤などを飲むのはいけないことなのでは」と思い、薬を使わないこと。しかし薬は溺れるものではなく、利用するものです。

確かに「睡眠薬」には悪いイメージがあります。例えば、酒と一緒に睡眠薬を飲んだりする人もいます。意識が朦朧《もうろう》となるので、より深く酔えるからという理由なのですが……よくないことでしょう。また自殺の手段として、大量の睡眠薬を飲むことを選ぶ人もいます。そんなことから、あたかも麻薬中毒者が使うがごとき「違法」で「危険」な薬というイメージが付いてしまったのではないでしょうか。そのイメージが「睡眠薬」に対する嫌悪感を助長しているのでしょう。

睡眠薬がそれほど危険な薬であれば、病院で渡して、自宅で使えるはずがありません。つきあい方しだいでは、薬によって良質の眠りを得て、日常生活の質を高めてくれるのです。

まず知っておいていただきたいのは、睡眠薬には効果が短いもの、中くらいのもの、長いものがあります。市販されていたり、病院で使用するものは、長く眠れるタイプではなく、中間と短いほうです。

具体的な商品名を言うと、中間には「ベンザリン」などがあり、短いほうは「レンドルミン」、いちばん短いのは「ハルシオン」です。この三つは病院でよく使うものです。

まず、こうした睡眠薬の効果の長さだけは覚えておいてほしいと思います。そのうえで、睡眠薬と安全に上手につきあう方法を覚えましょう。

また、皆さんの中には、長期にわたって睡眠誘導剤を飲んだときの副作用を心配する人も多いかもしれません。しかし、誘導剤を飲んで肝機能や腎機能が悪くなったということを、少なくとも私は直接経験したことはありません。

エビデンス原理主義に患者さんを巻き込むな

最近、医学に関する記事に「エビデンス」という言葉が多用されるようになりました。根

郵便はがき

料金受取人払郵便

牛込局承認

7504

差出有効期間
平成29年10月
15日まで
(切手不要)

1628790

東京都新宿区矢来町122
矢来第二ビル5F

風雲舎

愛読者係行

●まず、この本をお読みになってのご印象は？

イ・おもしろかった　ロ・つまらなかった　ハ・特に言うこともなし

この本についてのご感想などをご記入下さい。

〈愛読者カード〉

●書物のタイトルをご記入ください。

(書名)

●あなたはどのようにして本書をお知りになりましたか。

イ・書店店頭で見て購入した　ロ・友人知人に薦められて

ハ・新聞広告を見て　ニ・その他

●本書をお求めになった動機は。

イ・内容　ロ・書名　ハ・著者　ニ・このテーマに興味がある

ホ・表紙や装丁が気に入った　ヘ・その他

通信欄（小社へのご注文、ご意見など）

購入申込

(小社既刊本のなかでお読みになりたい書物がありましたら、この欄をご利用ください。送料なしで、すぐにお届けいたします)

(書名)　定価　部数

(書名)　定価　部数

ご氏名　年齢

ご住所（〒　-　）

電話　ご職業

E-mail

拠などを意味する「ｅｖｉｄｅｎｃｅ」をもとにした和製英語です。治療や、薬などが効いたかどうかの根拠のような意味で使われているようですが、簡単に言えば臨床成績のこと。しかし現在、医学の世界では「エビデンス」という言葉が、支配的にさえなっている印象です。

ガン治療に漢方薬というと、眉にツバを塗る人もいます。がん研有明病院には、星野惠津夫先生がいます。星野先生は東大の後輩で、温和な人柄のとてもよい医者です。消化器の専門医ですが、同時に漢方専門医で、『漢方で劇的に変わるがん治療』（明治書院）も執筆しています。「ガンにこそ漢方」を実践されてきた第一人者です。

私も含めてこうした先生たちは、他の医者から異端に見られています。決まって口にするのは、「あの医者たちのやっていることは、エビデンスに乏しい」という言葉。ガンはミステリアスなのですから、治療に正解はありません。新たな試みを排斥する前に、患者さんを中心に、新たな試みを駆使して協力してガンと闘う。そういう場がない現在、本当の意味での統合医学の実現は遠い道となっています。

そもそも、現在の医学で心やいのちはまだ解明されていません。理論化できていない「心」や「いのち」にアプローチするのに、エビデンスで武装するのは無理なはずです。根拠がない対象に、根拠を持ち込むことはできません。

現在、医学がガン治療に対して持っている「エビデンス」とは、数字で表される「結果」にすぎません。それこそ「乏しいエビデンス」。直観に頼っていくしかないのが、ガン治療の現実です。「エビデンスが乏しい」という言葉の前で思考を停止してしまったら、免疫治療の発展などもなかったでしょう。

本来、エビデンスは科学が進歩するとともに、増えていくものです。増えたエビデンスが医学に還元され、進歩が起こります。医者は「初めにエビデンスありき」といった「エビデンス原理主義」に、患者さんを巻き込むべきではないと私は考えています。

養生に正解はない

では、正体のわからない「心」や「いのち」に、私たちは日常でどうアプローチするのでしょうか？　すでに私たちは「養生」という言葉を持っています。「養生」とは辞書に、「生命を正しく養うこと」とあります。「養生」と聞くと、「いわゆる健康法」と捉えている人が多いようで、「これを食べれば健康になる」「あれをやったら健康になる」と思い込んでいる人がほとんどだと思います。

しかし、それは誤解です。「養生」とは、人生を一つの単位として生命を正しく養っていく、向上していくこと。そういう意味で考えれば、心の養生は、例えば「喜び」と「自己実現」ということになります。

これは、「養生」に正解はないことを意味します。「食の養生」もまた個性的で、Ａさんにいいことが B さんにいいとは限りません。だから「自分の食養生」というものを、一つの理念としてそれぞれの人が作り上げていくしかない。急ぐ必要はなく、ゆっくりでいいのです。なにせ「人生」が「養生」の単位なのですから。

気の養生となれば、気功・ヨガ・神道の行法などになります。どれにしても自分に合ったものを一つ二つ身につけるといいでしょう。もちろん、座禅でもいいのです。仏教に言わせれば、座禅の目的は健康ではなくて、悟りの行とのこと。しかしある人には健康にいい。これも気功の一つだと考えれば、同じことなのです。

理想は養生と医療の統合だが、酒やタバコも養生になる

ここまで読んで、「養生」には具体性がないと思いませんか？　乱暴な言い方をすれば、心地よければ、それが養生なのです。

例えば、お酒です。苦しくならない程度に飲めば養生ですけど、苦しいと感じたときに養生ではなくなります。不快さと心地よさを自分のアンテナで測りながら、自分なりのいちばん快適なところを求めていく。これが「養生」にとって重要なことなのです。

歩くことが健康にいいと聞くと、息が苦しくなり、足が痛くなるまで歩く人がいます。しかし、自分の心地よい範囲で十分なのです。散歩は運動として行なう必要もありません。好きな本屋さんを巡ったり、ファッションの店を巡ったり……そういうのが「いい散歩」なのです。

多くの医者は、患者さんがタバコを吸っていると、目くじらを立てて「やめなさい！」と指導します。しかし、その患者さんにとってはタバコも楽しみなのでしょう。一日三本くらい吸ってもどうということはありません。朝起きて、一日に吸う三本のタバコを見つめて、いつ吸うか考えて……一本吸ったら、次はどこで吸うか考えて……これがいいのです。タバコ一本で損なわれる健康より、一本のタバコで心が養われるなら、そちらのほうが「養生」でしょう。無理にやめてイライラするのは、本末転倒。限られた楽しみを、目いっぱい味わいましょう。

「養生」は個性的ですから、その分類はとても難しい。私が患者さんと、「どうやって病気を乗り越えていきましょうか」と話すとき、まず養生の話をします。人間まるごとの医学ですから、私が助けるのはただ「病」というステージだけではなく、生老病死、死後の世話まで全部視野に入れたものになります。必然、医療の話だけに収まらず、医療と養生の統合を目指すことになります。「養生」から始めて、心をどういうふうに保つか、食に対してどういう考えを持つか、気についてはどう考えるか、そういうことを皆さんが考えて、ガンという病の治療に出発していくことこそ、「人間まるごと」の医学。養生と医療が統合されていることが、私の理想です。

お風呂とガンの話

寒くなると楽しみになるのが入浴でしょう。合わせて酒にもいい季節。魚は脂がのってうまくなり、食べ物もますます冴える季節です。もっとも私の場合は、一年中酒と肴を楽しんでいますが……。

とはいえ、入浴中の事故は増加傾向にあります。東京救急協会が二〇〇一年に発表した調査結果によると、入浴関連事故は冬季に多く、一二～二月に年間の約五割が発生しています。全国の入浴中患者の死者数は年間約一万四〇〇〇人と推計されています。また、死因を「家庭内溺死」とされた人は二〇年前の三～四倍に増えていると、厚生労働省が「入浴関連事故の実態把握及び予防策に関する研究」で発表しております。この数字を考えると、寒いときの「入浴」も安穏とはできないような気になります。しかし、日常の楽しみは、それだけでときめきを育むものです。そして「ときめき」は実際に免疫力を高めるのです。

そこで「お風呂」と「ガン」について触れておきます。

絶望のどん底にあると思われるガン患者さんたちの中には、「入浴」に希望を見いだしている方も数多くおられます。

ガンに効くとして有名なのは「奇跡の湯」とも呼ばれる秋田県の「玉川温泉」や、ラドン含有量世界一と言われる山梨県の「増富温泉」などです。温泉につかったり岩盤浴をしたりしてガンが治るという治療法は、相変わらず患者さんたちに人気があります。

中でも秋田の玉川温泉が一番人気なのですが、やはり少し遠い。医学的に「なぜ効くのか？」というのも気になるところで、東北大学が一度調査に入ったこともありました。しかし、医学的な理由については、なにもわかりませんでした。温泉がガンに効く理由はわからないままです。

湯上がりの一杯がもたらす「心の作用」

しかし予測できることはあります。一つは湯治的な気分です。身を任せてお風呂に入って時間を過ごすことによって、リラックスすることです。温泉に行くことによって、病気に対する悩みから解放されることができます。

もう一つは、みんなが「治そう」という気持ちで行くことにより、そこに「場」ができることです。治りたいという人がたくさん来るので、「エネルギーが高まる」と呼ぶべきことが起こります。例えばチームスポーツでも、選手全員が「勝利」を強く思うと奇跡が起こりますね。そうした「心の作用」を現在の医学は説明できていませんが、私は「エネルギーが高まる」という表現を使っています。「治したい」という気持ちを持った人が集まることで、奇跡が起こるのではないかと私は考えています。

なので、患者さんには「そういう場所へは行ったほうがいいですよ」と言っています。ところが行くとおもしろいもので、患者さんは必要以上に張り切ってしまい、へとへとになって帰ってくる。そこでまた温泉となるのが、ほほえましくもあります。

こうした数字にできない「心の作用」を、分析的医学は否定するばかりか、時に見下したりします。なぜ免疫の正体を解明できていないのに、「心と免疫」の関係に冷たい視線を浴びせるのかは、はなはだ疑問です。「生きがい」を見つけて、宣告された余命をはるかに超えて長く生きている人がいることは事実。ならば「心の作用」を医学で有効に活用することを考えるべきだと私は思っています。

事故が増えていることも考え合わせれば、良し悪しはあるのですが、そこに「ときめき」を感じるならば、入浴や温泉は楽しんだほうがいいでしょう。特に湯上がりで一杯飲むっていうのはいいですよ！　風呂から上がって、浴衣になって……想像しただけで免疫が上がってきます。

医学ではわからないことでも正しいことはある

風呂上がりの酒と言っても、私はなんでもやります。自分でお燗をする気にはなりませんので、日本酒はお燗をしてくれる人がいれば飲みます。すると、選択肢は、焼酎のロックかウイスキーのロックかどちらかということになります。

よく「食事」と「入浴」の順番が議論になりますが、入浴から食事へという順番がいいでしょう。私の場合は病院で夕食を食べるので、ふだんは家に帰ってから風呂に入ります。しかし、週末、ホテルで原稿を書いたりしているときは、何回でも入浴しますね。例えば朝六時半、開店したばかりの「食堂で飲もう」などと思うと、五時頃に風呂に入ってさっぱりするわけです。

食事前の入浴がいいのは、リラックスすることと、血流がよくなることが理由です。すると消化もよくなりますし、消化吸収が高まれば酒も食べ物もうまくなるというわけです。

風呂上がりの酒の肴は、湯豆腐と刺身。刺身は季節のものが一番。今年もだいぶしつこく戻りガツオを食べていました。他にイサキやスズキなどさっぱりしたもの。アジは一年中ありますが、好物です。これから冬になり、多くの魚がうまくなってくると考えると……それだけで幸せな気持ちになります。

そして、この「考える」ということが重要で、いわば「ときめき」の反芻《はんすう》です。しかしいい経験をしなければ、考えることさえできません。だから「楽しい」「いい」と思うことは、健康を害さない範囲で積極的に経験するべきだと私は考えています。そこに年齢は関係ありません。そのときにできることをする。これがいいじゃないですか。

思ったことがかなわないほど悲しいことはありません。連休の時期にホテルで仕事をしていたとき、河岸が休みでカツオが品切れになってしまいました。「ときめき」がなくなるのを慌てて酒盗で埋め合わせました。最後に稲庭うどんで締めて……やはり幸せでした。

人間の体は本当にミステリアスです。人間の体が生み出すガンがミステリアスであることも、また当然なのかもしれません。

たとえ分析的医学がつかみきれないことでも、「いい結果があれば、それこそが正しい」。お風呂に入りながら私はそう考えています。

「生きている」ことは、独りでできる行為ではない

日本人の自殺率は世界的に見てもかなり高いと言われています。

追い詰められてみずからの命を絶つ死はどうにもやりきれない。

アメリカで自然医学をしている女性が、

「向こうの世界がどんなにいい世界か誰も知らないのに、医学は私たちをこの世に全力で引き留めようとし続ける」

と言いました。

確かに医学は少しでも長く患者の命をつなぎとめようと尽くします。しかし私は「向こうの世界がいい」などと言われるとかなり動揺もします。もし、向こうの世界がいいのなら、「早く旅立つことを選ぶのは、飛び級みたいなものだ」と思えてしまう自分がいるからです。

一方で考えなければならないのは、「生きている」ということは独りでできる行為ではないということです。「自己責任」などという「無責任」な言葉が正しいことのように言われる世の中ですが、そもそも「自己」などというものはあるようでいて、ないようなものなのではないでしょうか。「自己」を確認するためには「他者」の視線が必要です。確かに「自己」は「自己」として存在していますが、「他者」がいて成り立つ「自己」もあるわけです。そう考えれば、「生きている」ことは、その人のものだけではないという言い方もできるでしょう。

医者と患者は一体になって病気に挑みます。もし医者が「自己」で完結していれば、治療は一方的なものになるでしょう。そうした医師にあるのは、乾いた分析と科学です。また患者さんのほうが「自己」で完結してしまえば、医者にできる治療も分析と科学を行なうことだけです。

フランスの科学哲学者ジョルジュ・カンギレムはこんなことを言っています。

「大事なのは一つ一つの臓器の値を分析することではなく、その人の人間としての生の歩調を重視しなければいけない」

この「生の歩調」とは「尊厳」です。

「患者さんが病気の中でも尊厳が維持できるように支えていくのが医療である」

分析的・科学的なことは医学としては大事ですが、患者さんに当てはめる医療という場の中では、やはり患者さんの尊厳というものを保っていくようにサポートしていくのが医療です。

相次ぐ自死報道を目にするにつけ、あらためて真の「医療」の道を進む決意をしました。

食は大いなるときめきの源泉

自分に降ってきた境遇に絶望して、自死を選ぶガン患者さんは多い――と思われていませんか？　ところが、これだけ長い間ガンと関わってきても、私が経験したガン患者さんの自殺は一人だけです。

ガン患者さんは、絶望などしている余裕がありません。なんとか自分の身に降りかかる窮地から脱出しようと命を燃やしています。

日常生活で「絶望」に捉われないためには、日々の喜び——プレジャーに触れることがいいでしょう。最もいいのは、欠かすことのできない「食」を通じて喜びに触れることでしょう。

例えば主婦層に向けた昼の時間帯の報道番組で、「乳酸菌が健康によい」「大豆が健康によい」などと放送されると、翌日にはスーパーの棚から放送された食品が一斉になくなったりすることがあります。しかし、それが本当に「健康にいいのか」は疑問です。

なぜなら、「乳酸菌」や「大豆」は食材であって、食事ではありません。そもそも「健康」というものは「量」では測れません。なにかを食べれば「健康」が増減するというものではないのです。

「食事」というものをまるごとで考えて、日々の食事の中で、自分なりの「食」の理念を築いていけばいいのではと思います。

統合医学の権威であるアンドルー・ワイル博士の本にも、にんにくやしょうが、ブロッコリーなど、ガン患者さんに勧める食材が多く出てきます。

しかし、「食事」をまるごとで考えれば、例えば「一家団欒」で食べるということがおいしさにつながるでしょう。食材だけの問題ではない……そんなふうに考えながら読み進めると、最後にこんな言葉が出てきます。

「でもね、食事は喜びですからね」

つまり「食事」と単なる「食材」を分けるものこそが「プレジャー」（喜び）であることをワイル博士は言っています。プレジャーさえあれば、乳酸菌でも大豆でもブロッコリーでもいいということです。

「食」というのは、日常生活に常にある「大いなるときめきの源泉」なのです。大切なことは、「食べるときの喜び」と「食事全体に対する自分の理念」でしょう。

以前、静岡のある病院を訪れたときに、外科を専門とする院長と飲んでいました。そこでふと院長がこんなことを言います。

「朝、夫婦で散歩している様子を見ると、長生きしたいっていうさもしさが出ていて嫌だ」

それを聞いて私はこんな風に思いました。「散歩」を「食」に言い換えれば、「健康」のことだけを考えた「食材」は、「食べる」ことではなく「摂取」。それは「さもしい」行為なのです。

一回一回の食事を楽しんで、ときめいて、自分の命の意義を高めていく。そういう考えのほうが自然でいいと私は考えます。

誰かと今夜飲む約束があったら楽しいですよね？　というわけで、「絶望」に捉われないために、私は今夜も自分の命の意義を高めるべく、酒場へと向かおうと思っています。

〈第5章〉

ハメマラばなし

老視（老眼）……眼の老化を遅らせる

男性の体が老化する順番を、俗に「ハメマラ」などと言います。まず歯（ハ）がダメになり、目（メ）がダメになり、マラ（男性器）がダメになる順番を表している言葉です。「歯」と「目」と「性機能」は老化の第一歩と考えられているということです。

若いときはスポーツなど、筋肉を激しく使う運動で鍛えるのもいいです。しかし五〇歳を超えたら老化を止めるのではなく、進むペースをゆっくりとさせることが肝要だと思います。まず「目」の老化を遅らせるお話をします。

二、三年前にある雑誌で加山雄三さんと対談したのですが、彼は「目も歯も現役だ」とおっしゃっていました。さすがに「マラ」のお話にはなかなか至りませんでしたが、まぁ推して知るべしというところでしょう。

ここで言う「目」とは、主に「老眼」と皆さんが呼んでいる症状です。正式には「老視」と呼ぶのですが、加山さんは老視とも無縁だと言うのです。

彼は私より一歳年下の一九三七年生まれで、対談した当時で七五歳。老視は四〇～六〇代初めに自覚することが多いと言われていますが、恐らく、趣味であるヨットにたびたび乗り、広大な海を眺め続けたことが功を奏しているのでしょう。「遠景を見ると目がよくなるというのは都市伝説」などと言われますが、加山さんの目が悪くなっていないところを見ると、あながちウソとは断定できないと感じさせられました。

ちなみに、私もいまだに老視にはなっていません。私が治療に用いている自然治癒力（このはじまりはヒポクラテスのNatureです）を使う同種療法、ホメオパシーに関する書物を開き、裸眼で英語の辞書並みの小さな文字を読むと、「読めるんですか⁉」と患者さんに驚かれることもしょっちゅうです。

老視ではない代わりに近視ではありますが、小さい文字を読むときは眼鏡を外せば、日常生活になんら不自由しません。同世代の仲間の中には白内障で手術する人もちらほらいますが、まだその気もありません。

白隠禅師も老眼にならなかった

私が老視にならないのは、呼吸により体内の「気」の流れをよくする気功のおかげだと信じています。

江戸時代中期の禅僧、白隠慧鶴禅師も、呼吸法など実践的治療法を説いた著書『夜船閑《やせんかん》話《な》』の中で、このように語っています。

「七〇歳を超えたが老眼鏡も使わないし、日々の法話の回数も減っていない。これは呼吸法のおかげだ」

中国で生まれた禅を日本に広め、「禅（臨済禅）の中興の祖」と呼ばれる白隠禅師が、老眼鏡を使わないのは呼吸法のおかげだと明言しています。なぜ気功が眼の老化に効果的なのか――そのことの前に「呼吸」と「体」の関係について説明したいと思います。

私が気功を始めたのは、一九八二年。埼玉県川越市に帯津三敬病院を設立し、病院内に気功の道場を作って患者さんと一緒に始めました。四六歳で始めたので、もう三五年になります。

気功を続けてきて実感していることがあります。それは、気功などの呼吸法は、長期間続けないと効果を発揮しない、という事実です。一～二年程度で体質ががらりと変わる、というものではないのです。始めたとしても即結果を求めて焦ってはいけません。即効性を狙わず、一〇年、二〇年先を見据えましょう。

「気功」という言葉を聞くと、実践する以前に、怪しげなスピリチュアルな要素や自己啓発をイメージして、アレルギー反応を起こす人もいるかもしれません。

実際に私も、西洋医学に行き詰まりを感じて中国医学を取り入れるべく中国へ渡るまでは、気功に関する解釈を聞いても、本音ではあまり感心していませんでした。なぜなら、呼吸法というものはスピリチュアルなもの、宇宙を相手にするものです。ならば筋肉とか内臓などといった物理的なものに効果は還元されない、と思っていたからです。

しかし、私は中国で、たった二本の「ハリ麻酔」で肺ガンの手術を行なうこと、麻酔の効果を上げるために事前に気功を行なうことを目の当たりにしました。そこで気功というものを、医学的に再評価しなければならないと思うようになりました。

気功は自然治癒力を高める

中国で気功の本をどっさり買い込んで帰国しましたが、それらの書物で、私は以下のような気功の本質を学んだのです。

気功には、「調身、調息、調心」という三要素がある。というよりは、この三要素さえ備えてあれば、全て気功なのです。白隠禅師が禅で用いた呼吸法「丹田呼吸法」は現在でも伝えられています。日本人に身近な「禅」にもこの三要素があるので、立派な気功ということです。

数年前から呼吸でダイエットを行なう「ロングブレス・ダイエット」が流行りました。やはり呼吸と肉体は密接な関係があると考えていいでしょう。

気功は呼吸によって「気」の流れを整える、「自立整体」と捉えれば、抵抗が少なくなるかもしれません。

私は患者さんとはもちろん、一人でも気功を行なっています。朝の三時半ごろ、病院に行って少し仕事をして、五時から五時半ぐらいの間に道場に行き、一回に四〜五分のごく短時間。一度に長時間行なうよりは、短時間の積み重ねのほうが、結果的に効果が出ると思っているからです。

一例として、だれでも実践できる超カンタン「三呼一吸」呼吸法を紹介しましょう。といっても別に難しいことはなく、フッ、フッ、フーッと三回連続して息を吐き、鼻から吸うだけです（口でも可）。長さは意識しなくてもよいでしょう。元手がいらず、いつでもどこでもできるのが利点です。

体の隅々まで酸素が行き渡り、血液の循環がよくなります。また、副交感神経が優位になるため、自然治癒力も高まり、各臓器の老化の進行を緩やかにしてくれます。結果として目の健康にもつながるというわけです。

中国医学では、目の健康には肝臓と腎臓が関与していると言われています。ところが私は毎晩酒を飲んでいますから、この二つの臓器を大事にしているとは言えない状態です。しかし、目は健康なのです。つまり、肝臓と腎臓を多少、乱暴に扱ったとしても、気功を行なっていれば目の健康は維持できるということ。眼筋を鍛えるなど小手先の健康法に走るのではなく、気功でゆったりと自然治癒力を高める。それが眼の老化を遅らせる、最適な方法だということです。その効能を実証するためにも、私はこの先一生、気功を続けていくつもりです。

硬いものをしっかり噛んで食べる

「目」に続いて、今度は「歯」の老化を遅らせるお話をしましょう。

私が提唱している「攻めの養生」は、自分自身の歯を保つことが基本です。自分の歯でよく噛んで食事をすることは、「ボケ防止」にもつながるからです。

よく噛むことで脳が活性化し、学習効果が上がることは、アメリカの実験でもわかっています。硬い餌と柔らかい餌を与え続けたネズミに迷路を歩かせる実験を繰り返したところ、硬いものをよく噛んで食べたネズミのほうが、間違えずに早く迷路から出られた、という結果も公表されています。

人間も噛むことで脳内の血流などが増え、脳が活性化することは確認されています。私が今まで診てきた患者さんの中でも、長寿の人はほとんどが自分の歯を持っていて、とてもきれいです。

厚生労働省や日本歯科医師会では、「八〇二〇運動」として、「八〇歳になっても自分の歯を二〇本持とう」という目標を掲げています。しかし、実際には、八〇歳での残存歯数は約一〇本、八〇～八四歳で二〇本以上の残存歯を持つ人は、二割ほどしかいないと言われています。年齢を重ねても残存歯が多い人は、食事に硬軟を取り混ぜて、歯に一定の負荷をかけていることが共通点です。年を取ると軟らかいものを好みがちになりますが、硬いものをしっかり噛んで食べることが重要だという証明です。

歯も胃も、ある程度の負荷をかけないと衰えが早いことは事実です。五木寛之さんはこんな方法で実践していると教えてくれました。

「週のうち六日は、よく噛んで食べる。残り一日は胃袋を鍛えるために、噛まないで飲み込みます」

医学的にこの方法が正しいかどうかは不明ですが、本人が信じているのであれば、効くのではないか、と私は考えています。心が体を作っていますから、これも「攻めの養生」の一環でしょう。

私は五木さんほど極端な方法を実行しているわけではありませんが、若い頃から、割合硬いものが好きです。今でもビールのつまみに煎餅《せんべい》をガリガリと噛むことがありますし、少量ですが、たまにステーキも食べます。分厚い肉は私の年齢からいえば、硬いものにカテゴライズされると思います。

歯を磨くのが嫌いな私が行なっていること

硬いものを好んで食べてはいますが、実は私、歯は完全に健康な状態とは言えません。なぜなら、歯を磨くのが嫌いだからです。

食事中、モノが歯に詰まったときには、爪楊枝程度は使います。日頃は、夜寝る前に鏡の前でチェックして、少し汚れているようであれば磨く程度。歯ブラシに歯磨き粉を付けてきちんと磨くのは一週間に二～三回ぐらい。頭頂部にある「百会《ひゃくえ》」というツボを軽くトントンと叩くと虫歯を防ぐと言われていますが、ものぐさな私は、そんな簡単なことすら面倒くさくて実行する気になれません。

歯を磨かない代わりに私が必ずしていることは、月に一度の歯医者通い。主治医は私がこの間まで会長を務めていた「ＮＰＯ法人　ホリスティック医学協会」の会員で、銀座で開業している歯科医師です。

通い始めて一〇年ぐらいになるでしょうか。歯を治すような事件が起こったときもあれば、特に問題なく、歯石を除去するだけのときもあります。

定期的にプロに診てもらっているため、私は、歯に関しては気楽にかまえることができるのです。治療時間は一回三〇分程度ですし、通うのは一カ月に一回。ガリガリ削られたりすると気持ち悪さを感じることはありますが、それでも自分で毎日ストイックに歯を磨くよりは、気楽です。

　私が主催する養生塾の講演で高松に行くと、サポートしてくれる歯科医師がいるのですが、彼はとにかく頻繁に歯を磨きます。車で移動中でも、信号待ちになると、即歯ブラシを取り出して、歯磨き粉も付けずに歯を磨くのです。食後でもないのに、車が信号で止まるたびに磨きます。

　これも一種の「養生」だと思います。彼以外の歯科医師も頻繁に歯を磨くという印象がありまず。自分自身の歯が悪いと、患者さんに好印象を与えられない、という理由もあるのでしょう。ですが、彼のように頻繁に歯を磨く行為を誰もがマネできるかというと、無理があります。

　一度の歯磨きで一五分磨いたほうがいいという説もありますが、続きそうもない努力は、最初からしないほうがいい。一カ月に一度、プロに診てもらえば十分。私のようにものぐさな人は、一回に十分もかけて歯磨きをするよりは、定期的に歯医者さんへ通ったほうが、ケアも楽ではないでしょうか。

　昔はよく「医者と弁護士を友達に持て」などと言われていましたが、弁護士にお世話になることなど人生であまりありません。それならば、歯医者さんと仲良くしておくほうが得だと思いますよ。

食べられる程度の歯が残っていればいい

私が歯磨きを怠けるのは、元来のものぐさな性格も起因していますが、もし虫歯で歯を失うことになっても、好物を食べられる程度の本数が残っていればいいと、タカをくくっているからです。

中でも大好物は晩酌のときに欠かせない湯豆腐。豆腐は歯がなくても噛み下せます。だから安穏と構えていられるのです。

よく行く居酒屋での私の湯豆腐好きは有名で、お代わりを頼んで店員さんに笑われたこともあります。湯豆腐だけで酒を何杯も飲むこともしょっちゅうです。

豆腐を使った鍋の中でも私にとっての天下一品が、「雪鍋」です。たっぷりの大根おろしと大ぶりに切った豆腐を一緒に煮立て、積もった雪のような大根おろしが透明になり、豆腐がグラグラと鍋の中で動きだす頃合いを見計らって、独特の薬味で食べるのが最高にうまい。池波正太郎さんは大根をおろすのではなく千切りにして「雪鍋」を楽しんでいたそうです。

とはいえ家庭でこの味を演出するにはいささか難があるので、機会があれば私は静岡県富士市にある割烹料理屋で食べることに決めています。これを食べると「食養生とはダンディズムの追求なのだ」と悟るほど、私にとっては粋な鍋です。

大根は消化酵素を含むため、酒の飲みすぎで胃腸が弱ったときでもおいしく食べられる。ですが私は、体にいいからという理由で酒のアテを選んでいるわけではありません。好物を少量食べることが好きなので、飲んだあとの締めにラーメンもよく食べます。食べるのは一人前ではなく、小丼に三分の一ほど入った「素ラーメン」。味も好みは特にありません。それをいろいろな雑誌で書いたものですから、今ではオーダーしなくても店員さんが察して、締めに出してくれるようになりました。

締めのラーメンがたいてい夜八時ぐらいで、就寝が一〇時前後。夕食から寝るまでにある程度時間の間隔を空けないと、胃腸に負担がかかるからよくない、食べて即寝ると太るなどと言われていますが、「好きなら食べましょう」というのが私の本音です。

私のように食べてから寝るまでにある程度の時間を確保できなくても、食べることで胸がときめくのなら、それはそれで立派な「攻めの養生」です。「食べてしまった」と後悔するのではなく、おおらかに構えましょう。

欲するものを素直に食べると、どんなメニューでもそれは当人にとっての「薬」です。たとえ体に「毒」であっても、ときめいて食べれば、それは「攻めの食養生」になるのです。

私は「毒」として退けられる向きもあるカツ丼も大好きです。ときめいて食べますから、自分にとっての「薬」になっているのです。

歯痛にはホメオパシー

私の歯は歯医者任せですからめったに痛くなることはありませんが、ごくたまに歯茎に痛みを感じることがあります。その場合は「ホメオパシー」を用います。

ホメオパシーは日本語で「同種療法」「類似療法」と訳されます。紀元前からあった考え方を今から二〇〇年ほど前に、ドイツのサミュエル・ハーネマンという医師が体系化しました。現在ではヨーロッパの代表的な代替療法の一つとなっています。

病気の症状と同じ症状を引き起こす物質をごく微量投与することで、体内の治癒反応を誘発し、生命力を促そうという療法です。

目に見える症状を薬などで叩いて抑えつけてしまうと、体内に悪いものを押しやってしまうだけ。結果的に体内の病状をもっと悪化させることにつながるという説を、ハーネマンは唱えました。

ホメオパシーの薬はRemedy（レメディ）と呼ばれていますが、原料は漢方薬と同じく自然界の物質です。

漢方薬と似ているイメージですが、一般的に、漢方薬は使用量が増えるほど効くと言われているのに対し、ホメオパシーはできるだけ希釈《きしゃく》したもののほうが効くとされています。

原料をアルコール溶液で一〇〇倍に薄め、激しく振る。この「一〇〇倍希釈」を三〇回ほど繰り返すのですから、ほとんど水のような薄さです。希釈した液にはほぼ物質性が残っておらず、そのエネルギーのみが残っている状態です。

「レメディ」は蔗糖《しょとう》と乳糖で作った仁丹ほどの大きさのピル（錠剤）に、この希釈した液を吹きつけたもの。私の病院では、グラスゴーの製薬会社から仕入れたものを使っています。口の中で飴玉のように溶かして服用します。

歯に痛みを感じたら、私が服用するのは、マーキュリーというレメディです。歯茎の炎症や口内炎、耳、鼻、喉の炎症や下痢などにも効果を発揮します。

また、ガンやうつ病の患者さんに使用されているレメディもあります。

以前私は、車の前輪に足をひかれてしまったことがあります。レントゲンを撮ったところ、骨の異常は見当たらなかったのですが、足の甲が腫れ上がり、痛みもありました。そのときはアーニカというレメディを服用したのですが、翌朝には腫れも痛みも完全に引いて、自分でびっくりするほどでした。アーニカが私の自然治癒力を喚起してくれたのでしょう。

ただし、ホメオパシーは日本ではまだ医療として認められていないので、健康保険は適用されません。ですがそれほど高価なものではなく、予算としては月に数千円程度。ヨーロッパでは薬局で市販薬と同じように売られていますが、日本ではまだまだこれからの療法です。試したい場合は、ホメオパシーを処方している病院を探してみてください。

キケローの老年観

「ハメマラ」の話を続けます。今回はマラ、つまり「性機能」を養生する方法です。性機能と切り離せないのがセックス。週刊誌などでは高齢男性を対象にしたセックス記事が人気を博す一方で、「いい年をして……」と非難する風潮もあるようです。

しかし性に対してときめく気持ちは、死ぬまで持ち続けたほうがいいと、私は考えています。心がときめくと免疫力が上がり、結果として性機能ばかりか「健康」の維持や向上にもつながるからです。

「もう年だから」などと思い込んではいけません。「言霊《ことだま》」という言葉があるように、言葉には力がありますから、自分でそんなことを口にするのはさらによくありません。

実は私は、長く我が老いを意識してはいませんでした。七〇歳を迎える前に「古希のお祝いをしましょう」という申し出を三件もいただいて、初めて「そうか、いよいよ老人の仲間入りか」と気づいたほど。不本意ながら認めたというのが、正直なところです。

ならば、これからは老いを自覚して生きようと書店に行き、購入したのが古代ローマの哲学者にして政治家、キケローの『老年について』（岩波文庫）です。キケローは六三歳で亡くなった（殺害された）とされています。当時の古代ローマ時代の平均寿命は二〇代という説がありますから、殺されたとはいえ彼は相当な長生きをした人と言えます。

キケローはこの本の冒頭で、老年が惨めな理由を四つあげています。

一、老年は公の活動から遠ざかるから。

二、老年が肉体を衰弱させるから。

三、老年がほとんど全ての快楽を奪い去るから。

四、老年は死が近づいているので疎まれるから。

作中では、これら老年の定義を八四歳の政治家で文人のマルクス・ポルキウス・カトー（通称「大カトー」）が「そんなことはない」と一つ一つ、論破しています。

歳をとったほうが恋愛を楽しめる

しかし「老いの惨めさ」を否定した大カトーの主張で唯一私が納得いかないのは、セックスについてのことです。彼は、性欲というのは暴れ馬みたいなもので、年をとって性欲が鎮まるのはよいことである、と説くのです。その分、他に楽しみを求めなさい、と。この部分だけが、どうしても気に入らない。

以前、筒井康隆さんと冷やし中華を食べながら対談したことがありました。筒井さんは私より先輩ですが、なかなかのダンディです。

「若い頃は相当、モテたでしょう?」

と聞くと、筒井さんはこう答えました。

「いや〜、今のほうがモテますよ」

筒井さんを含め周囲の同世代を見て感じることは、六〇〜七〇代が人生の花盛りという現実です。この年代ならまだ体力がありますし、金銭面は若いときよりも潤っているし、気持ちの余裕もある。五〇代男性が人生の華を迎えるのは、実はもうじきなのです。

自分で言うのも恐縮ですが、私がモテるようになったのは六〇代に入ってからです。それまでは仕事に心を砕いていたため、他に興味をそそられることはほとんどなかったのです。若い時代はやんちゃをした時期もありました。とはいえ大学生時代の私と同級生たちは、酒と麻雀三昧。女性にまでは気が回りませんでした。それを見かねて、「大人の男としての遊び」を教えてくれたのが、同級生の叔父に当たる、新聞記者の男性です。

「お前らはもっとオンナを知らなくちゃダメだ」

月に一度ぐらいの割合だったでしょうか、当時、渋谷の円山町にあった花街に、その男性は私たち数人を連れて行ってくれました。

到着するとまず置屋でお銚子を一、二本飲んで始まり、そのまま泊まって大学へ。渋谷の銀座アスターで腹ごしらえをしてから大学へ行ったこともしばしば。こんな「明烏《あけがらす》」も今ではいい思い出です。

当時こちらが持っているのは若さだけ。テクニックがありませんから、うまくいかないことも多かった記憶があります。

若い頃の恋愛は性欲が最優先で、「ただセックス」という直線的な感情が先走りがちです。ですが、年齢を重ねると、視線を交わすことや手をつなぐこと「のみ」で心をときめかせることができる。だから男性は若い頃よりも老年になったほうが、恋愛そのものを楽しめるようになると、私は思っています。老年は惨めな時期ではなく、恋愛の機微がわかってくる「男盛り」の時期と言えるでしょう。

性機能に対する「攻めの養生」とは?

片思いを入れるなら、私は常に恋をしています。今、片思いをしているのは行きつけの飲食店の女将《おかみ》で、月に一度は通っています。私自身は妻を亡くして独身ですから問題はありませんが、女将は六〇代で既婚者です。彼女と私は、「女将」となじみの「客」以上の進展はないかもしれません。

それでも私は、女将に惚れていると打ち明けています。女将には店での食事中、隣に座らなくてもいいから、自分の視界の中を行ったり来たりしてほしい。そう頼んでいます。思いを打ち明けることは勇気がいりますが、これも私にとっては新たなときめきなのです。

「伊那谷の老子」と呼ばれた文学者で詩人の加島祥造さんも、なかなかの艶福家で有名です。二〇一五年の暮れに九二歳で亡くなりましたが、死ぬまで色気のある魅力的な男性で、女性にたいへんモテました。六〇代で失恋した際、独り傷心旅行に出かけたこともあるそうです。

その加島さんから以前、毛筆で一通の手紙をいただきました。

「帯津さんも、女にモテる素質があるよ。だけどあなたは日本だと少し顔が知られているから、海外でおやりなさい」

私は英語が苦手なので現実的には難しいのですが、加島さんの気持ちの若さは、ぜひ見習いたいものです。

肉体交渉がなくても、恋人のようなときめきを覚える存在がいるだけで、生きる活力になります。それこそが、性機能に対する「攻めの養生」の一環なのです。

射精は、エントロピーを捨てること

何歳になっても常に恋心、いわゆる性欲を持っていれば、免疫力が高まり、若さも維持できます。これは過去の偉人たちも証明している事実です。

ドイツを代表する文豪ゲーテは七二歳のころ、一七歳の少女に恋をしました。フランスの画家ピカソは八〇歳のときに二度目の結婚をしました。ホメオパシーの父である医師ハーネマンが三度目の結婚をしたのは八〇歳です。

彼らがその年齢までパートナーとセックスをしていたかは定かではありませんが、私が言う「恋心」とは、形を問いません。恋人のように心を通い合わせることができる存在がいるだけでいいのです。実際に体の関係を持つかどうかは二の次。セックスは体の結合のみで快楽を感じる行為ではなく、脳から快楽の信号が体に送られて初めて気持ちよさを感じる行為だからです。

だからといって「接して漏らさず」というのも体によくありません。これは『養生訓』の貝原益軒先生の言葉ですが、率直に言って、私はこの言葉には賛成できません。

なぜなら男性にとって精液を出す行為は、エントロピーを捨てることにつながるからです。エントロピーとは、「乱雑さの尺度」を指します。エントロピーが増大すると、体内に無秩序を引き起こす要因が大きくなり、病気になる比率が高まるのです。ですから精液を放出することは、息を吐くことや、汗をかくこと、大小便を排泄することと同様に、とても大切な行為なのです。人間の体の中で作られ排泄するべきものは、出すほうが自然ということです。

現在、日本でも世界でも前立腺ガンが増加しています。この背景には、老齢者のセックスレスが関係していると、私は推測しています。「老境に入ってまでセックスのことを考えたり、実際に行為に及ぶのは品性に欠ける」と非難される風潮もあるようですが、皆が上品に、慎み深くなりすぎるのも考えものです。出ないものを無理に出す必要はありませんが、無理に出さないことも不自然な行為だと私は思います。

かつて中国には「性養生」という養生法がありました。みだりに精を浪費すると短命になる、という説が主軸の養生法です。心の赴くままにセックスをすると病気になる、とまで唱えられていました。

ですが結局、この考え方は淘汰されたのでしょう。現代の中国医学には性養生はなくなりました。食養生と気功が残ったのです。ところが現在の気功の書物にも、「気功をするときはセックスを避けるべし」と書かれているものがあります。気功は仏教とも近いものですから、セックスは雑念だと捉えているのでしょう。セックスを捨てて気功を行なうことで、精神が研ぎ澄まされるという理屈です。

しかし私の経験上、セックスをしたあとでも気功の効果は変わりません。たぶん著者はよほどモテない男性だったのでしょう。

諦・意気地・媚態

恋をした相手とセックスに至るのはきわめて自然なことですが、関係することで快楽よりもストレスが増すケースがあります。双方、もしくは片方が既婚者だった場合です。

もしそういう関係性で相手に恋心を抱いたら、心の関わりや、手に触れるなど軽いスキンシップ程度でとどめることも、一つの恋の成就法です。諦めることも「粋な生き方」だと私は思います。

哲学者、九鬼周造さんは著書『「いき」の構造』（岩波文庫）の中で、「いき」をこう定義づけています。

「いきとは垢抜けして（諦）張りのある（意気地）色っぽさ（媚態）である」

「垢抜け」のあとに続く「（諦）」、文字どおり「どこかで諦めることが大切だ」ということです。ですが、「この人とこれ以上、先に進んではいけない」と無理をして思いを断つのではなく、「適当につきあうのが心地いい」と上手に折り合いをつけることが諦めることだと私は捉えています。

「張りのある」のあとに続く「（意気地）」は、「いきじ」と読んでも「いくじ」と読んでもいいでしょう。「意気地」というのは、自分の目指す目標をたゆまず達成していくという気持ちを指します。常に上を目指す気持ちを忘れてはいけない、ということです。

この「意気地」を自分に当てはめると、ホリスティック医学を成就させること、日本の医療をもっとぬくもりのあるものにすることです。

ただし、ライバルが出現したら蹴落とすのではなく、「どうぞお先に」と道を譲る、謙譲の心があってこその「意気地」だというニュアンスで、私は受け取っています。どんな手段を用いてでも自分が先頭に立つためにライバルを蹴落とすのは、「いきな生き方」には反するからです。

「色っぽさ」の意味するところは、アンリ・ベルクソンの言う、「生命の躍動（エラン・ヴィタール）」を指します。生命の躍動とは、内なる生命場の小爆発です。命のエネルギーを煮えたぎらせて、時にダーッとあふれ出させる。これが性別にかかわらず人間の色気につながると、私は信じています。

ただし、生命を躍動させているだけでは、男女の間に通じる色気には少々もの足りません。恋愛に通じる色気を醸し出すためには、常に異性を求める姿勢が大切です。異性を求めて命があふれ出たときが、色気を放つ瞬間なのです。ですから、異性を求めることをやめてはいけません。死ぬまで追い求めましょう。諦めて譲り、命をあふれ出させながら、常に異性のことを思いましょう。

命のエネルギーをあふれ出させる方法は、ときめくことに尽きます。といっても、毎日ときめく必要はありません。数日に一度程度「大いに楽しみ、大いに喜び、大いにときめく」ような、心が揺さぶられる体験ができれば十分です。「ときめき」こそが、性機能を弱めない秘訣でもあり、養生法でもあります。ぜひ、ときめきを探してみてください。

メニエール症候群は、ストレスが原因?

歯と目の話をしたのだから、耳の話もしましょうか。

「最近、耳が遠くなったような気がする」

五〇代を超えると、こんな感覚になる人もいることでしょう。耳が遠くなるのは難聴の証拠で、老化現象の一種です。突発的に起こるか、ゆっくりと聞こえづらくなるかという違いだけで、人はいずれ難聴になります。

私は約二〇年前、右耳だけがメニエール症候群にかかりました。激しい回転性のめまいと難聴、耳鳴り、耳閉感の四症状が同時に重なる症状を繰り返す、内耳の疾患です。

診療を担当したのは、同級生で埼玉医科大学の耳鼻科の教授。診断結果は、原因がわからず治療方法もこれといってないため、なるべくストレスを避けることだと、笑いながら断言されました。

「ストレスを避けたら生きていけないじゃないか！」

笑いながら診療室を後にして、それきり受診はしていません。

以来、私はストレスを無理に減らすことなくこの病気とつきあうことにしました。ストレスを回避しようと考えるより、ある程度のストレスの負荷を受けながら、感情豊かに生活することが人間らしい生き方だから。

ある程度のストレスにさらされることによって、それから回復しようとする自然治癒力は鍛えられます。もし、単調極まりない〝のっぺらぼう〟のようなノンストレスの生活を送れば、自然治癒力は怠けっぱなしになります。自然治癒力は、免疫力に対してのチームリーダー、司令塔のような存在です。自然治癒力が低下すれば免疫力も低下してしまうのです。

しかし、この病気には悩まされました。仕事中に突然襲われたとしても、自分の病院内ですから、いかようにも対処できます。最も困ったのは、出先での発症。会食中、駅のホーム、講演の最中など、時と場所を選ばず症状に見舞われたからです。

確かに級友の耳鼻科医の言うとおり、メニエール症候群はストレスと関連があるかもしれません。今でもたまに耳鳴りがしますが、ストレスが大きいときは耳鳴りもうるさい。ストレスをあまり感じないときは、耳鳴りが気にならないからです。

近代派ホピ族の呪い

ただし、私が抱えたこの病は老化現象ではありませんでした。アリゾナ州北部に住むネイティブ・アメリカンの部族の一つ、近代派ホピ族の呪いだったのです。

ホピ族はマヤ文明の末裔とされ、神に導かれて現在の地にやって来たのが約一〇〇〇年前とされています。「ホピの予言」として神さまからのさまざまな予言を伝承しているのですが、一九九四年当時、ホピ族は伝統派と近代派が対立していました。

伝統派の予言によれば、「世界が滅びるようなことが起きる」とのことで、地球の滅亡を防ぐために、知恵者が集められることになったのです。

そこに知恵者として呼ばれた日本人が、ホピ族のドキュメンタリー映画を撮影していた映画監督と、気功の先生。その気功の先生と日頃から懇意にしていた私は、「一緒に行きませんか」と誘われたのです。

ホピ族が住むアリゾナ州へ行ったのが九四年八月、翌年三月頃、私はひどく体調を崩して我が病院に入院する事態に陥ってしまいました。

私が入院した翌日、気功の先生のスタッフから電話がありました。

「長野県で講演中、うちの先生が脳溢血で倒れました。東京の大きな病院に入院したいので、斡旋していただけないでしょうか」

気功の先生が倒れたのが前日。つまり、私と同じ日に倒れたのです。

翌日、気功の先生のスタッフからまた電話があり、こう言われました。

「驚かないでください。映画監督がロサンゼルスでくも膜下出血で倒れました」

ロサンゼルスと日本の時差を計算すると、私と気功の先生が倒れた同日に、映画監督も倒れたことになります。結果として三人とも、ホピ族の住む地を訪れてから大病を患ったのです。この話を聞いた知人に「ホピの呪い」と言われました。

そこで三人のお祓いをしてもらいましたが、私を除く二人は、いったん具合を持ち直すものの、結局、亡くなってしまいました。私だけ生き延びたわけですが、毎年三月の第一週になると、めまいを起こすようになってしまったのです。

ロンドンから気を送ってもらう

西洋医学、漢方薬、ホメオパシー、密教の加持祈祷、讃美歌を聴くなど、いろいろと試してはみましたが、効果はありません。

「よし、それなら自分が治す！」と立候補してくださったのが、イギリスでスピリチュアル・ヒーラーをしていたジャック・アンジェロ博士です。

私は一九九六年から五、六年間、イギリス特有の代替療法である祈りと手かざしによる癒しの方法、スピリチュアル・ヒーリングの研修をキャンバリーで受けていました。そこで出会ったジャック博士は、私が相談もしていないのに「ホピの呪い」にかかっていることを見抜いたのです。

そして、私がめまいを起こす三月の第一週の夜九時に、ロンドンから「気」を送ってくれることになりました。遠隔治療です。

実際に「気」は私のもとに届きました。夜九時になると足の裏がカーッと熱くなり、私の足底から発した熱感が、下肢を上昇して下半身全体が熱気に包まれるのです。

スピリチュアル・ヒーリングをきっかけに私のメニエール症候群が治ったわけではありませんが、その後しばらくして発作は起きなくなり、右耳の難聴と耳鳴りだけが残りました。

ただし、めまいはホピ族に関与するといまだに起こります。二〇一二年の秋、日本ホリスティック医学協会のシンポジウムでも強い発作が起こりました。そのとき偶然にも、宮田雪さん製作の『ホピの予言』なる映画を上映していたのです。そのことを知って、「それだ！」と悟りました。

不思議な体験ではありますが、「ホピの呪い」もまんざら、うがちすぎではないのかもしれません。

難聴の原因はわからない

私の耳の疾患はメニエール病を患ったせいですが、基本的に耳が遠くなるのは老化現象の一種で、難聴です。

前にお話したように、難聴は、突発的に起こるかゆっくりと症状が進むかという違いがあるだけで、発症する原因はいまだに解明されていません。原因がわからないということは、確実に治る治療法も確立されていないということです。

帯津三敬病院には頻繁に、東洋医学や気功の専門家が来院し、こう宣言をします。

「どんな病気でも治してみせます」

医療の〝道場破り〟といったところです。ところが私が「メニエール病を治したら話を聞きましょう」と言うと、皆さん、それは無理だと諦めてそそくさと帰っていきます。結果、私の病気を治した人は今までのところ一人もいませんから、どんな名人でも難聴だけは治すことができないということなのです。

「耳が遠い人は長生きする」という俗説もあります。この説が定かとは断定できませんが、肉体を五〇年以上も使っていれば〝叩けばほこりの出る体〟になることは必定。

「おおむね健康ならよし」

このようなおおらかな気持ちで、老化現象を気楽に受け止めましょう。

補聴器を上手に使う

ただし、日常生活に支障をきたすほど耳が遠いのであれば、補聴器を付けることをお勧めします。購入したものの、なんとなくなじまず使用を中止した、という人が多いようです。しかし、以前より耳が遠くなったと感じたら、時と場合によって使用してみてはいかがでしょうか。

めったに使用しませんが、私も常備はしています。装着するシチュエーションは静寂か喧噪の、どちらかの場合です。

例えば会議で、声が小さめな人がしゃべるとあらかじめ想定できているとき。一〇〇〇人以上収容可能な大ホールで講演する際も装着します。質疑応答時、客席の皆さんはマイクを使って質問をしてくれますが、会場が大きいと声の反響も大きく、細部までは聞き取りづらいからです。

逆に、騒がしい居酒屋でも躊躇せず装着します。補聴器を付けると関係ない周囲の話し声も耳に入ってはきますが無視します。一緒に酒を飲んでいる相手の大切な話さえ聞き取ることができればいいと、割り切っているのです。

補聴器を通して聞こえる音は、単に雑音が大きく聞こえると思われがちですが、音の大小の振幅が大きく聞こえるだけのことなのです。短時間であれば肉体的、精神的負担にはなりません。「バカとハサミは使いよう」ということわざではありませんが、補聴器の能力を引き出せるように、上手に使ってあげればいいだけです。一日中装着し続けるのではなく、必要なときのみであれば、煩わしさも軽減できることでしょう。

ただし、使う場を限定しても、補聴器頼みの生活を送るのは考えもの。自然治癒力を高める「攻めの養生」も同時に行ない、老化現象を遅くする対策もしておきましょう。

太極拳の効能

自然治癒力を最大限に高める方法は、太極拳です。

太極拳のいいところは、気功の呼吸法と似た要素を兼ね備えている点です。現在、中国と日本では、太極拳を気功の一種と捉えて行なっている人が増えつつあります。私が病院でガン患者さんと一緒に行なう場合も同じです。太極拳を武術ではなく、呼吸法の一種として実践しているのです。

体の内面の状態を呼吸によって正し、自然治癒力を高める気功は、「攻めの養生」のエース。気功の要素を持つ太極拳もしかりです。

ちなみに、私が考案した気功と太極拳をミックスした、丹田呼吸法を核とする「時空メソッド」には、次の効果があります。

●細胞のバイタリティを強め、ガンを予防する。
●脳を活性化する。
●血管の流れをよくする。
●代謝をよくする。
●胃腸を丈夫にする。
●呼吸器を強くする。
●姿勢をよくし、表情をすっきりさせる。
●精神の奥行きを深くする。

体全体のみならず、精神的にも好影響を与えます。

太極拳と気功にはおびただしい種類がありますが、功法による優劣はありません。あるとすれば合性《あいしょう》のみです。練功は一人もよし、仲間と一緒もよし。生活習慣の中に組み入れて、淡々と継続することが大切です。

太極拳は五十肩にも効く

太極拳は、五〇代前後の人が悩まされる「五十肩」、正式名称「肩関節周囲炎」の緩和にも効果を発揮します。

私も五〇代当時、肩関節あたりに鈍痛が起こり、腕の可動範囲が狭くなった経験がありますが、太極拳を続けながら自然治癒を待ったところ、半年たった頃、ウソのように症状が消えました。

改善の一因は、やはり太極拳にあると考えています。ゆっくりとした滑らかな動きが、肩に負荷がかかりすぎず、かつ運動にもなったため、症状の軽減に役立ったのです。

あの動作は、他の運動には類例を見ません。ボクシングや剣道、空手や柔道も肩の運動にはなりますが、負荷をかけすぎて故障するおそれもあるため、中年男性には不向きです。滑らかな動きで肩に過剰な負荷をかけずに運動できる太極拳は、「攻めの養生」にもつながるのです。

自分のため、人のため、国のため、地球のためにたくましい心身を築くことを、私は「自我の確立」と呼んでいます。そして内なるエネルギー「いのち」を高め続けることを、自己実現と呼んでいます。

自我の確立にはおよそ五〇年を要し、自己実現に終わりはないと言われています。今は人生八〇年の時代。五〇歳からの三〇年を自己実現に思う存分費やすためには、心身の健康が欠かせません。

だからこそ皆さん、この機会に一念発起して太極拳を始めてみてはいかがでしょうか。「熟達は日数の関数」です。一〇年は一〇年分、二〇年は二〇年分、要は積み重ねが物を言うのです。しかも何歳になってもできる運動ですから、五〇歳から始めても遅くはありませんよ。

鎮痛剤で肩凝りは治っても、全身が緩んでしまう

「ハメマラ」、つまりは老化現象への対処法から「五十肩」に及びました。ついでに「肩凝り」のお話もしましょう。

太極拳は自然治癒力を最大限に高めますから、五十肩だけではなく肩凝りにも効果を発揮します。

昔から「腸は第二の脳」と言われ、腸が老化すると肩凝りを引き起こすという説もあります。

腸を老化させないためには、オリゴ糖や乳酸菌の製剤を摂取し、腸内環境を一定のリズム

で保つ必要がありますが、太極拳は全身の自然治癒力を高めますから、腸や肩に直接ターゲットを定めなくても効くのです。

つらい肩凝りに悩まされ、市販の鎮痛剤を服用する人もいます。ですが、薬の中には筋弛緩剤が含有されているものもあるため、肩凝りは治りますが全身も緩んでしまいます。それよりも、呼吸で全身を整えたほうが体に悪影響を与えずに済みます。だから私は太極拳を勧めるのです。

私が実践しているのは、楊名時太極拳。今から三〇余年前に、家内の帯津稚子から手ほどきを受けました。そして長い年月、楊名時先生と酒を酌み交わす中で、その真髄を教えていただいたような気がしています。四〇代半ばから今まで、肩凝りはおろか病気らしい病気をしないのは、太極拳のおかげだと信じています。

今は亡きお二人に感謝しきりです。

「ゆっくり呼吸」の勧め

太極拳を始めたい、でもハードルが高いと感じる人は、簡単なストレッチから始めるのもよいでしょう。両肩をぐるぐると回す、両肩を背中側に思い切り開くなど、日常生活の中に肩の運動を取り入れましょう。

運動する時間をまとめて確保しなくても、コンスタントに運動することができれば、関節の老化や筋肉の硬化を予防できます。長時間、同じ姿勢のままでいるのは、関節のみならず筋肉にとっても悪影響。デスクワークのような、ある程度の時間同じ姿勢を強いられる仕事であれば、運動は必須です。

医者は椅子に座って診察をするため、患者さんから見ると運動不足という印象を持たれやすいものです。ですが、診療中は実はかなり運動しています。患者さんをベッドに寝かせて診療するときは立ちっぱなしですし、ベッドでの診療が終われば席まで歩いて戻り、カルテを作成します。医者としての一日の運動は、私にとって適度な運動になっているのです。

運動とともに肩凝り解消に効くのが、私の病院でも提唱している「ゆっくり呼吸」です。気功をベースにした呼吸法で、特別な器具の準備は不要、一日一分でＯＫ。

手順は以下のとおりです。

①椅子に浅く腰かけて、肩の力を抜いてリラックス。
②上に伸び上がるように意識しながら息を吸う。
③上半身を下に落としつつ、みぞおちを緩めながら息を吐く。
④それを二回繰り返す。
⑤三回目は上半身を前傾させながら、全ての空気を吐き切るようにする。

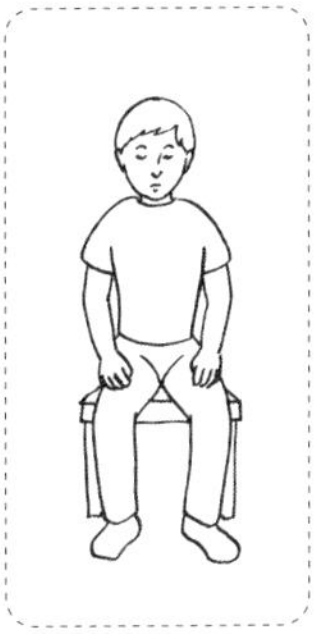

①椅子に浅く腰かけてリラックス。

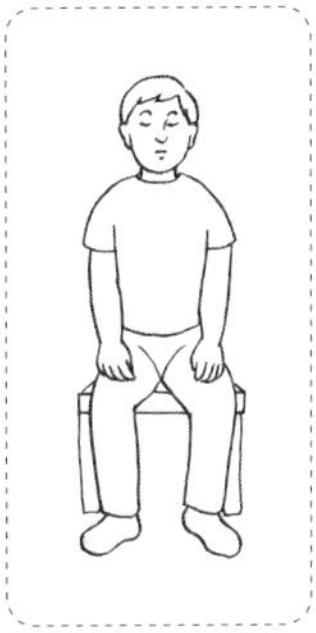

②上に伸びるように意識しながら、息を吸う。

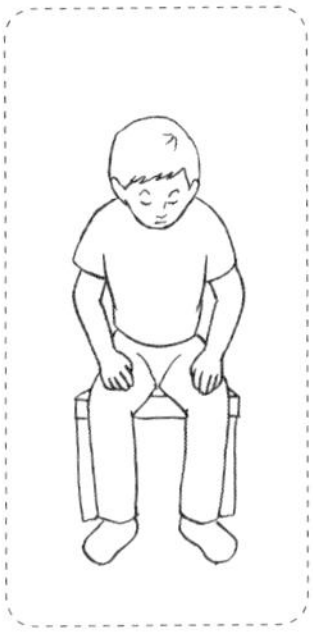

③上半身を落としながら、みぞおちを緩ませて、息を吐く。これを2回繰り返す。

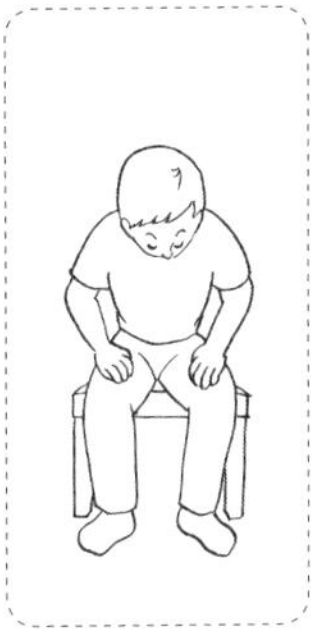

④最後に、上半身を前傾させ、全ての空気を吐き切る(①へ戻る)。

⑥元の姿勢に戻る。

ポイントは「吐く息」を意識すること。息を吐く際、生命活動で出た老廃物を息と一緒に吐き出すイメージで行なうこと。心も軽くなり、前向きになります。これは「緩息《かんそく》」と言います。

もう一つ上げておきます。

天の気を体に入れる呼吸法で、「気貫丹頂《きかんたんちょう》」です。

①肩幅の広さに立ち、息を吸いながら両手を上げる。

②頭の上で両手を合わせ、親指と小指を絡ませ、膝を沈め、両手を下ろしながら息を吐く。

③両手が胸の前まで来たら手をほどき、両脇にもっていき、息を吐き終わったら膝を伸ばす。

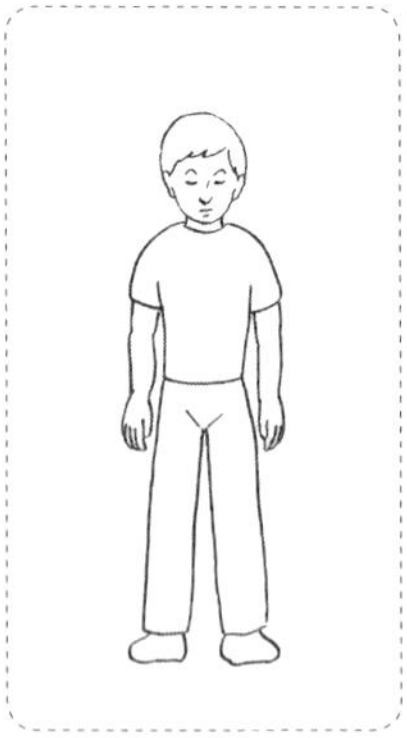

①肩幅の広さに立つ。

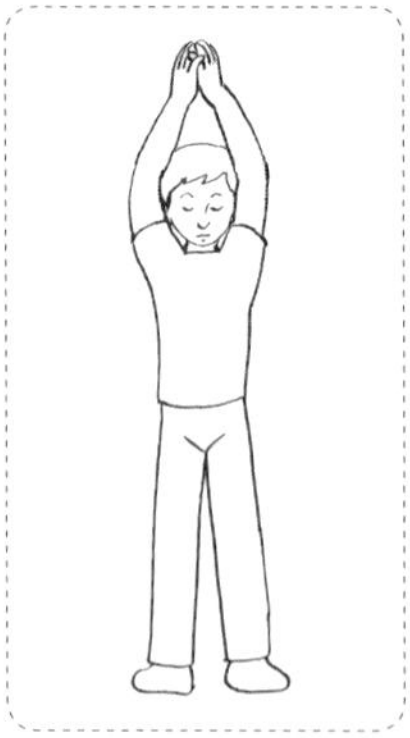

②息を吸いなが、円を描くように両手を頭の上まで上げる。

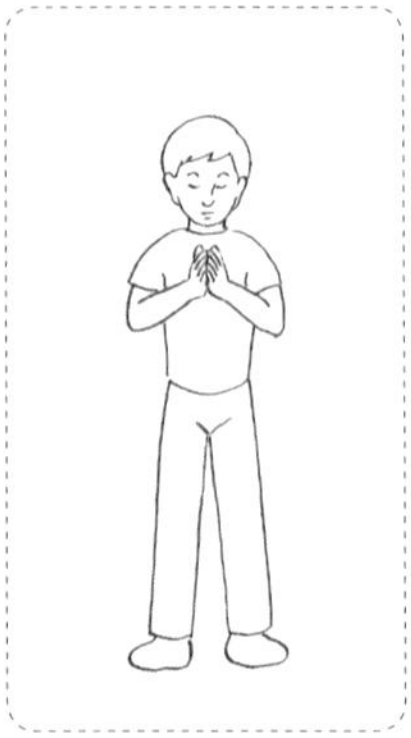

③両手を胸の前までゆっくり下げる。

これをふつう三回やります。気分次第で一〇回でも何度でも構いません。天の気を体に入れるのです。

MSMクリーム

私の病院には長年ひどい肩凝りに悩み、できるかぎり短期間で痛みを解消したいという人も来院します。そういう患者さんには、塗布するタイプのMSMクリームを勧めています。

このクリームは肩凝りのみならず、全身の痛みや筋肉痛にも効きます。鎮痛剤を飲みたくない患者さんも重宝しています。

MSMとは、メチル・スルフォニル・メタンの略。有機硫黄化合物のことです。

MSMは肉、魚、卵、乳製品などの動物性

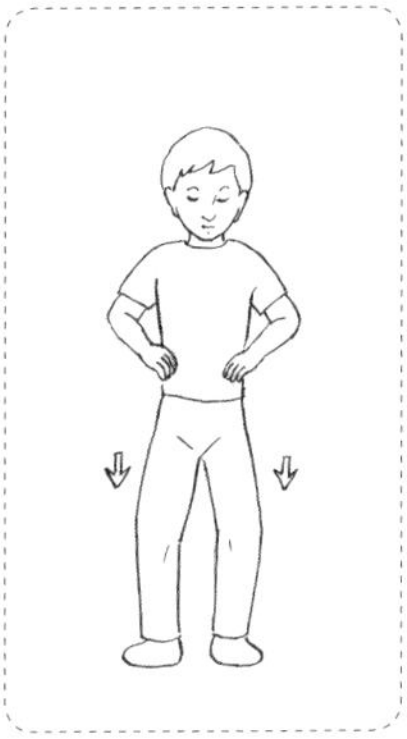
④胸を過ぎたら、両手をほどき、

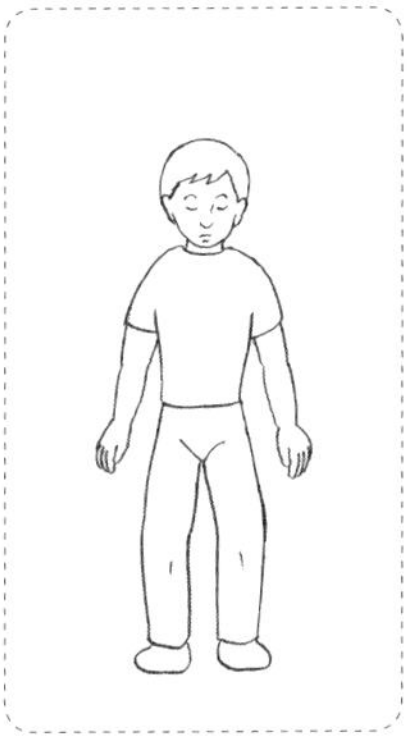
⑤膝を沈めながら、息を吐き終える（①へ戻る）。

タンパク質や、穀物、豆類などの植物性タンパク質、ネギ、にんにく、ニラ、キャベツ、わさびなど、独特の香りのある野菜、コーヒー、お茶、ビールなど、私たちが毎日食べているものにも含まれています。また、人体にも存在する物質です。

日本では二〇〇一年に厚生労働省によって食品素材として認可されました。しかし、MSMクリームは前述のホメオパシーのアルニカという成分が含まれているため、日本では保険適用外です。ですから120mlで六五〇〇円とやや高価ではありますが、私自身がこの効果に助けられたことがあったため、患者さんにも勧めているしだいです。

私は空手をやっていた影響で、二〇年ほど前に膝が痛くなり始めました。整形外科で診てもらった結果、軟骨がすり減っていました。

膝が痛くなって最も不都合を感じたのは、畳敷きの居酒屋であぐらをかくとき。膝の痛みであぐらをかけないため、畳の上で酒を呑むことを避けるようになり、椅子席の店を選ぶようになりました。

そんな時期にMSMクリームを紹介され、風呂上がりに塗り続けたところ、なんと塗布後一カ月で膝の痛みが全くなくなってしまったのです。

しかも、痛みから解放されて以降、再び膝が痛くなったこともありませんし、あぐらもかけるようになりました。ただし、あぐらをかこうとすると腹のぜい肉が邪魔をするので、お店のスタッフには座椅子を用意してもらいます。

ここまで回復できた理由は、アルニカという成分によるところが大きいと思います。自然の高山植物の生息する土地の羊は、ケガをするとこの植物を選んで食べるそうです。アルニカは、痛み、炎症、出血、打撲の他に、あらゆるケガやトラウマによるショックに効くからです。

このような理由から、私はMSMクリームを絶賛していますが、肩凝りにいちばん効くのは、やはり女性の手で揉みほぐしてもらうことでしょうね。

私は肩凝りを自覚したことはありませんが、病院には始終、「揉んであげましょうか」と言ってくれる看護師がいます。また川越の帯津三敬病院のおやつ時に私が健診部へ行くと、そこの女性事務職員が必ず申し出てくれて、毎日やってくれます。

「男はダメだよ。女の子じゃなくちゃ」とそんな軽口を言ってみんなで笑いますが、こうした肩肘張らない人間関係も、肩凝りから遠ざかる一因かもしれませんね。

何かひとつ、行をやろう

50歳過ぎたら、何かひとつ行をやるといいですね。

私の大好きだった詩人の加島祥造さんは、生前、伊那谷のおうちに行くと、よく自彊術《じきょうじゅつ》をやっていました。「これがおれの健康法だ」と、50年間続けた行を日課にしていました。

河合隼雄先生はこうおっしゃっていました。

「五〇歳までは自我の確立で、五〇歳を過ぎたら自己実現だ」

五〇歳までは自我の確立ですから、強い心身をつくり、自分のため、お国のために、競争原理に則って、人よりもたくましくなっていく。それが自我の確立。大体五〇歳で自我が確立されて、残った人生は自己実現だというのです。自分を確立し、大いに公のために尽くし、あとは自分のために生きる。終わりなき自己実現の道を行く、というわけですね。私もそう思います。

私の場合、最初、東大のころ始めたのが空手でした。初段を取り、卒業してもやるつもりでいました。ところが外科医というのは暇がない。徒弟制度のようなものが厳然とあって、患者さんの具合が悪いのに帰宅しようものなら上司に怒られました。具合の悪い患者さんがいたら夜通し看病する、それが当たり前のことでした。おれは無理だなと思い、空手から足を洗いました。

そんなある日、いつも乗り降りする大塚坂下町という都電を降りると、「八光流柔術」という看板が目に入ったのです。これは、相手の経絡《けいらく》に攻撃するという、治療点が攻撃点なのですね。手が相手のツボにかかったなと思ったら、臍下丹田《せいかたんでん》の気をここにパッと持ってくる。相手はギャッと倒れる。これが面白い。ところがこれには心理的な要因がいっぱいあって、相手が弱そうだと、バーンといく。強そうだと、「……うまくいくだろうか」というように体が構えてしまう。こんなことではダメだ、どうにかしようと思って、次に行ったのが調和道の丹田呼吸法です。藤田霊斎《ふじたれいさい》先生、村木弘昌先生、錚々たる人材がいらっしゃいました。これをやっているうちに、ある日、宇宙が見えちゃった。

宇宙が見えたら、もう柔術なんか面白くない。そこからです、呼吸法に入ったのは。その途中で中国へ行き、気功を見てしまった。これこそ探していたものだと、自分の病院を作った際に気功の道場を設けたのです。

楊名時先生は私の太極拳の師匠ですが、特にこれといって教えてもらったことはありません。酒ばっかりです。酒がぴったりなのです、二人には。

そもそもの接点は、うちの家内です。

家内が更年期になり、不定愁訴が多くなったとしきりにこぼすものですから、「太極拳でもやったら」と楊名時先生を紹介したのです。彼女は一生懸命やるので、面白くなった。これは素晴らしいということがわかって、当時、作ったばかりの病院で取り入れようと院内に道場まで設けたのです。ところが患者さんに気功を教えようとしても、患者さんは自分が重症だということがわからない。当時はガン告知をする時代でなく、患者さんは誰も来てくれません。閑古鳥が鳴いていました。これじゃだめだと、「太極拳の教室を開け」と家内に言いました。すると入院している患者さんではなく、健康志向の近所の人が集まってきたのです。すぐいっぱいになりました。

一方、患者さんは消灯が九時ですから、朝が早い。みんなうろうろしています。これはもったいない。家内に「朝の教室を開いて、そこでも教えて」と頼みました。自分の子供のことや家の中の仕事もあるので、とんでもないと断られました。それじゃ俺に教えてくれ、休みの日に四時間もあれば覚えるからと頼みました。空手をやっていたから太極拳はなんとなくわかる。家内に教わった次の日から、私も教えるようになった。家内は家内の時間帯で、私は私の時間で教えるようになったのです。

そんなことをやっているうちに、どういうわけか楊名時先生とウマが合って仲良くなりました。あるとき、どこかの講演旅行に「一緒に行こう、あなたも太極拳をやりなさい」とお声がかかりました。それ以来よく二人で出かけるようになり、そんな風にして太極拳にのめりこんでいったのです。

太極拳は奥が深く、難しい。年を取ってきてなにか行の一つでもという人には、これがぴったりです。これでいいというレベルにはなかなか行きつかない。だからずうっとやろうという気持ちになる。私もまさに太極拳三昧です。四〇年ほどやった計算になりますが、これというところには到達していません。まだまだですね。

〈第6章〉

さまざまな病

うつ病は心療内科の指導の下で治療を

春は、温かな日差しや草花の芽吹きに気分が沸き立つ人が多い一方で、就職や転職、人事異動、引っ越しなど環境の変化により、うつ病にかかる人が増える季節でもあります。周囲にうつ病の人がいるという人も多いでしょうし、自身がうつ病気味かもしれない、と感じている人もいるかもしれません。

今やうつ病の患者数は一〇〇万人を超えると言われており、最近では仕事のときだけうつ状態になる「新型うつ病」も問題になっています。

うつ病は他人事ではない病気です。

一度うつ病になると、治っても六割が再発、二度うつ病になると七割、三度うつ病になると九割が再発する、と言われています。これは深刻な事態です。

患者数の増加により、さまざまな治療法が提唱されていますが、私が勧めている治療方法は一つのみ。まずは心療内科の手を離れないこと。そしてもし、他の治療も実践したいのであれば、心療内科の医師の指導の下で行なうことです。

一例をあげると、ハリ治療。うつむきながらスマホをいじり続けたり、パソコンを使ったデスクワークを長時間こなすことで首が凝り、「首凝り」が原因で自律神経が乱れた結果、うつ病になることがあります。その場合、症状改善にハリ治療を選択する人もいます。ハリ治療は体のゆがみを正すので、心のゆがみも正してくれるのは事実です。鍼灸師《しんきゅうし》がツボや筋肉、人体の変化をつかみ、関連性のある個所を柔らかくほぐすことでうつ病が改善に向かうことも、因果関係として当然あると思います。

ですが、鍼灸師にうつ病の治療全般を一任してしまうのはよくありません。精神面での悪い変化が水面下で起こっているときに、心療内科の専門医がそれを見破ることはあっても、専門外の医師だと見落としが起きてしまう可能性があるからです。また、心の治療まではできません。

「心療内科に行くと、薬漬けにされるのでは……」

こういった不安を持つ人も少なくないでしょう。

重箱を重ねるように患者さんの訴えの数だけ、薬剤の種類を増やして処方することを「重箱処方」と言います。しかし全ての心療内科が「重箱処方」をしているわけではありません。

伝統的な薬剤治療をメインに行なっているのは、心療内科ではなく、精神科です。心療内科はメンタル面でのサポートを中心に治療方針を立てて、それでも足りなければ薬で補助をする。これこそが、本来のあるべき姿なのです。

うつ病の症状改善に処方される、抗うつ薬や抗不安薬を飲むことが怖い、という人もいるかもしれません。ですが、それらの薬がよく効くことも確かです。

「一粒飲んでいい気分」

このほうが、心理カウンセリングを受けたり、厳しい修行で精神を鍛えるよりも時間を節約できます。残った時間で、苦しんでいた時間にできなかったことにも着手できます。ものは考えようです。

ガン患者さんのうつ病を支えるホメオパシーと漢方薬

私の病院は心療内科を併設しているため、治療は専門医が担当しています。

だからといって、私がうつ病の患者さんと接する機会がないかと言えば、そんなことはありません。私が診療を担当するガン患者さんは、多かれ少なかれうつ的な要素を持っているケースが大半です。深刻な病と闘うことで、デプレッシブな（=抑えつけられるような、憂鬱な）感情を持ってしまう傾向があるのです。

そういった患者さんにはうつ病と診断をせず、うつ病も併発していることを踏まえて対応しています。

ガン患者さんのうつ病をサポートするために用いるのがホメオパシーと、少々の漢方薬です。

ホメオパシーに使うレメディは三〇〇〇種類ほどあると言われていますが、病院で扱っているのは五〇〇～六〇〇種類。気分の落ち込みや怒り、悲しみ、死の恐怖など、心の症状に対して使い分けられることが利点です。西洋医学の薬とは異なり、気持ちの整理をすることに役立つのです。

ガン患者さんは闘病しながら仕事もこなす人が大勢いるため、病院には、金銭問題や人間関係で悩んだときに処方するレメディも常備しています。将来や金銭面に関する不安感に処方するレメディはブライオニア。原料は植物で、独りでいることを好む気難しい傾向の人にも効きます。

ワーカホリックには、ナックスボミカ。人に後れを取りたくない気持ちが強すぎる、逆に仕事をやりすぎて人に嫌われるなど、ライバル意識が強い人に処方します。こちらも植物が原料で、東洋医学で言う「肝」の気のバランスをとってくれるため、二日酔いにも絶大な効果を発揮します。

漢方薬で安定剤のような役割を果たしてくれるのが「酸棗仁湯《さんそうにんとう》」「桂枝《けいし》加竜 骨牡蛎湯《かりゅうこつぼれいとう》」「柴胡《さいこ》加竜 骨牡蛎湯《かりゅうこつぼれいとう》」などです。

漢方薬は一回ごとに煎じて飲むと効果がありますが、働き盛りの五〇代のサラリーマンに、煎じる時間はないと思います。簡易的に摂取するのであれば、津村順天堂が発売しているそれぞれのエキス剤などを、お湯で溶かして飲んでください。十分、効果があります。

うつ病で心療内科に通っている患者さんが、ホメオパシーと漢方薬のみで治療したいと申し出るケースもあります。しかし私の病院では、心療内科の管理の下に、ホメオパシーでお手伝いするのが治療方針。うつ病に対しては、ホメオパシーと漢方薬はあくまでもサポーターとしての位置づけで服用してもらっているのです。

心療内科とホメオパシー、そして少々の漢方薬のトリプル治療を続けることで、症状の改善が見られ、西洋医学の薬の服用量が減る、あるいは程度の軽い薬に移行することは珍しくありません。

西洋医学の薬のみでの治療に抵抗を覚える人は、ホメオパシーを処方する病院を探してみてください。

うつ病にならない秘訣

近年、うつ病になる人が増加傾向にある背景には、終身雇用や年功序列の崩壊、成果主義の導入など、昔と比べると生きにくい時代になったことが一因だと言われています。

また、製薬会社の啓発キャンペーンやメンタルクリニックの急増により、うつ病ではない人までうつ病と診断されるケースも増えているそうです。

会社によっては、うつ病というレッテルを貼られてしまうと、出世に響くこともあるでしょう。「うつ病になどなっている場合ではない」、こういう気持ちでふんばりながらも、陰ではうつ状態に苦しんでいる人もいるのではないでしょうか。

ですが、うつ病を治す、または、そうならない秘訣があります。それは、「目的意識を持って仕事に取り組み、時々達成感を味わう」という生き方の実践です。ここで言う「目的意識」とは、なにも会社から課された契約の本数などではありません。自己の行為の目的について、明確な自覚を持つことを指します。

「今の仕事を通じてこういう人生を送るんだ」

「この仕事は一生の大事で、生きがいそのものだ」

こういった目的意識を持つことは、自己実現にも通じる考え方です。うつ状態に陥ったり、うつ病にかかると忘れがちですが、自己を創り出し、自分の霊性を高める作業は一生続きます。つらいときこそ、この一生ものの「大テーマ」だけは忘れずにいてほしいものです。

目的意識を忘れずにいれば、「うつ病かもしれない」とクヨクヨ悩むことから、「鬱々《うつうつ》とした気分が続くのは何が原因か」と、考え方を切り替えられます。原因を原因として見つめることができるようになり、時間の経過とともに、その原因が薄らぐか否かの判断もできるようになります。そして、

「生きているかぎり、誰にでも思いどおりにならないこともあるんだ」

という当たり前のことも自覚できるでしょう。

喜ぶことだけではなく、落ち込むこともまた特別なことではなく、自然なことなのです。さらに「やりきった！」という達成感は、免疫力を高めることがわかっています。免疫力の向上が、体だけではなく心の健康にもつながることは明らかです。

五〇代前後は働き盛りですが、疲れを覚えやすい年代でもあります。だからこそ目的意識を持って仕事に取り組み、時々達成感を味わって免疫力を高めましょう。結果、うつ病の予防や改善の効果を得られます。

ただし、この考え方に固執しすぎると、やはり心が疲れるときも出てくるでしょう。やはりリラックスは必要。私の場合は毎日の晩酌。「今日は終わり！　明日は明日の風が吹く」と一日をリセットすることです。

真面目な人ほど、自身の体より仕事や家庭を優先しすぎて、自分をないがしろにしていることが多いものです。うつ病を防ぎ、充実した人生を送るためにも、いい意味での「いいかげんさ」を身につけましょう。

今を精いっぱい生きることが「いつでも死ねる」覚悟に

意外に思われるかもしれませんが、体と頭を忙しく働かせることも、うつ病を防ぐ、あるいは改善するために役立ちます。

私は現在、医師業に従事しながら原稿執筆の依頼も受けています。それぞれの媒体により締め切りがバラバラなので、常に締め切りに追われている状態です。原稿の締め切り日を手帳に書き記すのも、たまに錯綜してしまうほどです。

その他に、「攻めの養生」を果たしていく人を全国に輩出するための「養生塾」を、北は札幌、南は沖縄まで全国二〇ヵ所に展開しています。年に一度一ヵ所を訪れても、年に二〇日を要します。医者という本業がありますから当然制約がありますが、年に一〇〇回ほど講演もこなしています。

体がいくつあっても足りないほど大忙し。ですが充実しているため、うつ的要素が入り込む隙がない、というのが私の日常です。

本業以外のことに追われて苦しいときもありますが、苦しむことができるのは仕事があるからこそ。仕事がなければ、この苦しみすら味わうことはできません。ですから仕事が原因でうつ気味になっている人は、まずは仕事がある現実に感謝してはどうでしょうか。

ガンと闘病しながら病院に通う患者さんに、私は仕事に関する質問をすることがあります。

「この頃、会社はどう？」

すると決まってこんな答えが返ってきます。

「いやぁ〜忙しいですよ」

私は、多忙はいいことだと答えています。ガン患者さんはうつ病を併せ持っていることが多いのですが、ガンやうつ病といった病気を乗り越える意味でも、仕事は忙しいほうがいいからです。

人生の大半を費やす仕事に邁進していると、今を精いっぱい生きられるようになります。そうすると、人生の不安はあらかた消えていくものです。

今を精いっぱい生きることは「いつでも死ねる」という覚悟にもつながります。

以前私の病院に、手術も抗ガン剤も放射線治療もできないほどの肺ガンを患った女性が入院していました。彼女にはお子さんがいたため、お子さんと会うたびに、「もうこれで会えなくなるかもしれない」という思いでいたはずです。その短い時間の中で、一生分の思いを伝えたいと必死だったと思います。

これは、生への執着ではありません。いつでも死ねる覚悟の表れです。

ですから皆さんもぜひ、なにか一つ「これが最後だ」と覚悟を決めて取り組むものを持ちましょう。それが仕事でもいいのです。最後だと決意して臨むことにより、全身全霊を込めて今この瞬間に集中することができます。その結果、欝々とした気持ちに捉われる時間すらなくなるのです。

うつ病を併発する過労死は、自分の生きがいや生き様とは無関係に、会社に押し付けられた仕事を大量にやらされたことが原因だと私は考えています。うつ病や過労を防ぐ、改善する意味でも、目的意識を持ち、忙しく働き、たまに達成感を味わいましょう。

新しいウイルスの登場

韓国を中心にMERS《マーズ》（中東呼吸器症候群）という、新たな感染症が流行しているようです。最初の患者さんから感染が広がる危険値は二二％、感染した場合の致死率は三六％とされています。

今のところMERSは咳やくしゃみなどの飛沫感染によって伝染すると考えられています。新しい病気なので、考えられている、ということしか言えないのです。

MERSはSARS《サーズ》（重症急性呼吸器症候群）と同じ種類のコロナウイルスと呼ばれるウイルスで、感染方法もほぼ同じです。SARSのときに治療法が開発されたのは、流行が終わりかけたときです。MERSに対して今のところ人類は、対抗するべき手段を持たず、万が一かかったら症状が治まるまで安静にする対処療法しかありません。

人類はこれまで細菌やウイルスと戦ってきました。一九二八年にイギリスの細菌学者・フレミングがアオカビからペニシリンという抗生物質を発見して以来、多くの細菌・ウイルスを人体から駆逐することに成功しました。明治から終戦前までの文学で「不治の病」とされた「結核」も治るようになったのです。

しかし、この戦いは、人体に害をなす細菌やウイルスが一方的に敗北したわけではありません。従来の抗生物質が効かない細菌が登場したのです。そこで人類は、さらに強い対抗物質を作り、それに耐性を持った敵が現われ……という繰り返しが続いています。

「外敵は絶滅させる」という考え方

アジアでSARSが大流行しているちょうどそのとき、世話になった中国の人が亡くなりました。その方は上海に住んでいたのですが、私は「葬式には必ず行く」と家族に告げました。

ところが、病院スタッフも含めて周囲は大反対。しかし、私には義理がある。「一泊しかしませんから」「ホテルは清潔なものにしますから」と、説得を続けました。それでも周囲は首を縦に振らないので、「私には呼吸法の素養があります。一日呼吸しなくても生きていけるから、大丈夫」と告げて、飛び出しました。現地に着くと、マスクをしているのは日本人ばかり。中国人も西洋人もマスクを付けていません。私もマスクなしで目的を果たして無事に帰ってきました。

この話は、日本人が過度に衛生的であろうとすることを象徴しています。元来、人間には外敵が入ってくるとそれをやっつける仕組み、「免疫力」が備わっています。それでは対抗できないとき、初めて薬を使うわけです。

しかし、相手もそのままではいません。結果、強い新薬の開発とウイルスの戦いは、どこまでも続きます。そして、そこまで強力になった薬は副作用も強く、逆に人体をも痛めるのです。

競争の根底にあるのは、外敵を「絶滅させる」という考え方です。結局、なにかを根絶やしにしようとしても思いどおりにはいかず、逆に自分を痛めつける結果になるということでしょう。

過度のおびえがストレスとなり、抵抗力を落とす

一方、私の「細菌」「ウイルス」に対する姿勢は、「住み分け」です。

具体的には、まず、意図的に近づかないことです。私の上海での葬儀の件は「義理」とい

う絶対的な理由がありました。しかし、感染の流行地にあえて観光に行くなどということは、するべきではありません。これは「物理的な距離」という意味での「住み分け」なのです。

もう一つは過度におびえないことです。例えば、食中毒などが流行り始めると、食べたくても生ものを食べなくなったり、外出から帰るたびに家中を消毒するような人もいるようです。

食べるもの全てを焦げるまで加熱して食べて、おいしいでしょうか？　家を病院のようなニオイにして、くつろぐことができるでしょうか？　焦げた魚と、消毒薬の臭いのするリビングで晩酌して、「あぁ〜うまい」と思えるでしょうか？

過度におびえて日常生活から多くの楽しみを失うことはストレスです。それは「ときめき」を減らす行為です。そして、こうしたストレスが、もともと人間に備わっている抵抗力を落としてしまうのです。

なにより人間の免疫力は、一度戦うと二度と負けないように学習します。風邪をひくと熱を出すのは、まさに戦っているからです。無菌状態で生きるということは、外敵との戦いの経験がないのですから、逆に人間の持つ「戦う力」を弱めていることになるとも言えるでしょう。

過度におびえないというのは、精神的な距離という意味での「住み分け」なのです。

よい垣根はよい隣人をつくる

もちろんこれは、抵抗力がまだ弱い乳幼児や、抵抗力が落ちてしまった高齢者や、病気の方などに向けた話ではありません。あくまで健康で、普通に生活ができている人の話です。

では、どの程度のことをすればいいのか？　病気が流行している時期に、手洗いとうがいをいつもより徹底する程度がちょうどよし、と考えています。

実際に、水で洗い流すことによる減菌力は、考えているよりはるかに強力です。「よい垣根はよい隣人をつくる」という意味では、手洗い、うがいは、「住み分け」のための「よい垣根」と言えるでしょう。

心構えとしては、

「ウイルスだって、細菌だって、お互いにガイア、つまり地球を支えている仲間なんだから、住み分けすればよい」

という程度で十分だと私は考えています。

そういえば、以前、Ｏ《オー》１５７が流行していたときに、ある週刊誌から電話取材の依頼が来て、「この恐ろしい病気にどうしたらいいですか？」と質問されました。

過度におびえさせるのは私の考えに反するので、こうコメントしました。

「みんながあんまり怖がって、『滅菌だ！』『除菌だ！』などとやらないほうがいいですよ。自然につきあっていれば、向こうだって安心するから、こっちに害を及ぼさないですよ」

もっとも、このコメントはボツになりました。

現在の医学では、認知症に手も足も出ない

警察庁と各高速道路会社が二〇一一〜一三年までに起こった、五四一件の高速道路の逆走を調べたデータがあります。これによれば、六五歳以上の高齢者によるものが六八％、その中で認知症の疑いがある人は三八％もいるそうです。また、一五年六月に警察庁が発表した「行方不明者の状況」によれば、一二・三％が認知症を原因とするものだそうです。

今後、認知症はますます深刻な社会問題となるでしょう。

認知症とはまさに老化現象です。軽いものであれば、進行を遅らせたり、正常に近づけることができるかもしれません。しかしある割合の患者さんに対して、現在の医学では手も足も出ないのが現実です。

その理由は、認知症の原因がわからないこと。認知症は、最も多いアルツハイマー型、次いで脳血管型、さらにはレビー小体型など多くの種類があります。

脳梗塞や脳出血、くも膜下出血など脳の血管の病気によって血管が詰まったり出血したり

して、脳細胞に酸素が送られなくなるようなことがあります。脳血管型認知症は、それによって神経細胞が死んでしまうことで発症する認知症です。このタイプは、日常生活に気をつければ、ある程度リスクを減らすことはできるでしょう。

患者が最も多いアルツハイマーの原因は、全くわかっていません。アルツハイマー型認知症の人の脳には、ベータアミロイドという物質が多くあることはわかっています。ところが、脳の中にベータアミロイドが多くあるからといって、認知症にならない人もいます。ガンと同じように、ミステリアスな病と言えます。

認知症治療は「霊性」の医学が武器になる

治すことが難しいということは、病そのものを治療するよりも、認知症とつきあう社会を整備しなければならないということでしょう。

人間というのは、年を取るにつれて進歩する生き物です。高齢者のほうが若い人よりも、内面的には進歩した状態なのです。たとえ認知症であっても、周りの人は高齢者に対して尊敬の念を持ってつきあわなければいけない。これが基本的な態度だと私は考えています。

一方で、冒頭のデータのように、認知症は交通事故や行方不明など社会問題となっています。尊敬の念を持ってつきあうことの他に、普通の病気と同じように入院治療ができる施設に入るのがやむをえないことだろうと思います。程度によって分かれてくると思いますが、まだまだ認知症に対する医療環境は、全国的に整備されていると言えないのが現実でしょう。

二〇〇四年に亡くなったアメリカのレーガン元大統領は、生前、みずから認知症であることを公表しました。周りの人も、敬って接していたことでしょう。しかし、私たち庶民の場合は、そうもいかないところもあると思います。敬意を失わずに認知症の人とつきあう社会である一方で、病気に対する整備が進んだ社会になる必要があるでしょう。

認知症は老化そのものです。はたして人類は克服することができるのでしょうか。

一九七一年の「ガン撲滅宣言」から四五年、ガンの克服は、人類が月面に立ち、宇宙で生活するより難しいのです。認知症となると、その道のりは計り知れない。私はガン撲滅を「あと三〇年」と見ていますが、認知症について、今の段階ではなんとも言えません。

この「あと三〇年」という見方には、「樹状細胞の発見」（ラルフ・スタインマン。ロックフェラー大学、1973年）と、「免疫チェックポイント阻害剤の発見」（ジョンズ・ホプキンス大学、2015年）という二つの発見が大きく貢献しています。

その一つの道筋と考えるのが、「場の医学」。ガン治療も、免疫という「場の医学」の進歩で徐々にですが進歩しています。先ほどのベータアミロイドの話でも明らかなように、認知症治療は精神や心に対する医学――「霊性」の医学が武器になると予想しています。人間中心の医学は、その遠いゴールに至る一歩であると考えています。

西洋医学は薬がどんどん増えていく

二〇一六年二月に国立感染症研究所は、インフルエンザの流行が全国的に警報レベルに達したと発表しました。全国の推定患者数は、発表時点で約一六四万人と言われているようですから、まさに猛威を振るっています。

インフルエンザといえば「タミフル」という薬が有名です。また、「イナビル」のように一回吸入するだけで済む薬もあります。風邪になるより、インフルエンザのほうが薬は少なくて済むというのが今の治療です。解熱剤を渡されると胃薬を……というように、一般的には病気になると多くの薬が出ます。

特に西洋医学は、この症状にはこれ、この症状にはこれと、どんどん薬が増えていく傾向があります。漢方などはいくつかの症状をひとまとめにして一つ、などができるのですが、西洋医学の弱点はそこです。分析的に体を診るため、対応させるための薬が増えていくわけです。

多くの薬とつきあう現代で、社会問題となるのが「薬害」など「薬」にまつわる問題です。

熊本市の「化学及血清療法研究所」、通称「化血研」が、国の承認と異なる方法で動物用ワクチンなどを製造した問題が明らかとなり、一六年一月下旬から業務停止に入ったことは記憶に新しいことでしょう。化血研は、信用度が高いと言われていた会社でした。しかし四〇年以上にわたって不正な方法で血液製剤を作っていたばかりか、書類を改竄《かいざん》し、添加物を入れてごまかしていたと報じられています。

築き上げた信用が地に墜《お》ちたのはその会社の問題として、どんな理由があっても決して行なってはならないことです。建築でも、マンションで同じような書類改竄の問題がありました。建築物は建て直せますが、人の命や健康に関係することは、一線を越えたら取り戻すことができません。

血液にまつわる事件といえば、一九八〇年代に薬害エイズ問題がありました。また、薬害肝炎は長く問題となって続いております。こうした問題が起こるたびに、厚生労働省と製薬会社のつながりが、メディアで報じられます。製薬会社は企業です。薬害は、医学と経済との構造的な問題なのでしょうか、はたまた厚生労働省と製薬会社との関係が生む問題なのでしょうか——。

コレステロールの基準値が目まぐるしく変わり、それまで「健康」とされていたのに一夜にして「病人」にされた人が爆発的に増えたことは、前にお話ししました。基準を変えれば「病人」を作り出すことができるのは血圧も同じです。そういう「病人」も薬を飲むようになります。

基準値の引き下げと、薬の発売との関係を、疑う声が強くなったのは当然と言えるでしょう。

人間の体には「善」「悪」と言い切れないものがたくさんある

こうしたことの根底には、西洋医学の「分析的」なものの考え方がある——というのが私の考えです。

例えば「塩分悪玉説」。実はこれには、明確な根拠がないと言われています。またコレステロールも一面的に悪いわけではなく、善玉コレステロールもあります。「分析的」に考えるということは、突き詰めれば「善悪」の区別をつけるということでもあります。西洋医学では、体に「悪」とされるものを駆逐すれば「善」が残る、とでもいうような考え方をします。多数の薬が出されるのも、「悪」を駆逐しようとして、対応する薬が増えていく結果なのでしょう。

一方で、人間の体——生命は「場」です。なにかを基準にして「善」「悪」と言い切れないものもたくさんある。健康診断では目の敵にされる「中性脂肪」だって、生命の「場」の中では何らかの働きをしているのです。

ちなみに、コレステロールを下げる薬には意外と副作用があります。だから私自身は、コレステロールが高くても、患者さんに薬を出しません。出すときは内科の先生に相談してもらうようにしています。よその病院にかかっていて、そこで出された薬があるなら、引き続き出しましょうということはありますが。

もちろん「副作用」は、分析的に考えれば「悪」です。そこで、副作用を「必要悪」と考えて、薬を出すわけです。しかし「副作用」を取り払うためには「薬を飲まない」ということしかありません。

なんだか矛盾しているように思えませんか？

薬は飲まされるのでなく利用するもの

薬とのつきあい方でいちばん大切なのは、分析的な考え方から少し距離を置くことです。健康診断の数字が高いくらいで、すぐに動かなくてもいいのです。もし、本人が不安に思っているのなら別ですが。

ということは、同時に、薬を毛嫌いしてはいけないということを意味します。私自身は高尿酸血症、いわゆる痛風です。大洗のアンコウ料理店に行って、鮟肝のステーキがあまりにうまいので二人前食べたら、発作が出ました。もう二〇年ぐらいになりますが、私は朝「ザイロリック」という尿酸生成抑制剤を二錠飲んでいます。これを飲んで、あとは鮟肝を食べないでいるだけ。それだけです。酒もビールもどんどん飲みます。

薬が嫌だから食事で整えると言って、ビールは飲まない、尿酸の多いものは食べないなどを実行したら、生きる楽しみも半減します。そんなことをするよりは、薬を一つだけ飲んで、大いに食べ、飲んだほうが、生活は充実するでしょう。

薬は飲まされるのではなく、まず利用することです。そして基準となるのは健康診断の数字ではなく、人生の楽しみ、ときめきです。

例えば、出された薬の量が多いなと思ったときは、遠慮なく医者に相談して減らす工夫をしましょう。薬とのうまいつきあい方をすれば、人生はまだまだ楽しめるのです。

子宮頚ガンワクチンによる被害

薬の話のついでにワクチンについて考えてみましょう。

ワクチンは、イギリスの医学者、ジェンナーによって発見されました。彼が発見したのは天然痘のワクチンです。それまでは天然痘患者から抽出した液を人に接種していたのですが、重症化したり死亡したりする人も出ました。ところがジェンナーは牛がかかる牛痘に注目。そこから安全なワクチンを開発しました。このことで世界中から天然痘はほぼなくなりましたから、立派な功績です。

ワクチンは死んだ菌や、毒性を弱めた弱毒菌を抗原として注射。人間の体が抗体を作り、特定の病気にならなくなるという予防法です。この考えは悪くないと思いますし、これからも続くことと思います。

効果の疑われるインフルエンザワクチンですが、私たち医療従事者は毎年一〇月になると義務として接種します。抵抗力の落ちた患者さんにインフルエンザを移すことは許されません。医療現場に出る機会の少ない院長、名誉院長、理事長なども含めて、医療従事者はインフルエンザワクチンを打たなければならないと私は考えています。私も一〇年ほど打っておりますが、問題はありません。インフルエンザに一回もかかっていないので効果はあるのでしょう。

しかし、全てのワクチンに問題がないわけではありません。現在、子宮頸ガンのワクチン接種後に痛みなどの障害を訴える一〇代の女性が相次いでいます。これについて二〇一五年八月一九日に日本医師会と日本医学会は、接種後に生じた症状に対する診療手引きを公表しました。

子宮頸ガンは原因がヒトパピローマウイルスであるとされています。厚生労働省によると、「性経験のある女性であれば五〇％以上が生涯で一度は感染するとされている一般的なウイルス」とあります。ワクチンはこのヒトパピローマウイルスによる子宮頸ガンの発生を防ぐことを目的としたものです。

日本では二〇一〇年から行政による助成が始まり、一三年からは中学一年生～高校三年生の女性は、ほぼ無料か低額で接種できるようになりました。しかし、副作用と思われる症状が報告されたのです。中には、接種後に記憶障害と知能障害の症状が出た女性もいます。

ワクチンとの因果関係は「調査中」ということですが、私は診療手引きなどを公表する前に、まずワクチン接種をやめるべきだと思います。少なくとも人生を台なしにする可能性のあるものを、大多数の人に接種することは暴挙に近いことでしょう。私の病院に勤務する看護師さんの娘さんは「打たない」選択をしました。身内で迷っている人がいれば、私は止めることでしょう。

現実に痛ましい被害が出ているのですから、潔い撤退こそが、評価される行動だと考えています。

どうすれば生命力が高まるか

救済制度があるといっても、一生を台なしにされてしまったら、お金ではどうにもなりません。ワクチンがいくら毒を弱めたウイルスで作られているとはいっても、人体にとっては

異物です。思わぬ落とし穴はいつもリスクとしてあるのです。なにより、ヒトパピローマウイルスについては、厚生労働省が、

「感染すると、ウイルスが自然に排除されることもありますが、そのままとどまることもあります。長い間排除されずに感染したままでいると子宮頸ガンが発生すると考えられています」

と発表しています。

つまり、ワクチンを打たなければ、一〇〇%子宮頸ガンになるということではないようなのです。

人間の体は数十兆もの細胞――数については諸説ありますが――でできています。これらは日々、生まれ変わっていて、実は多くのガン細胞も生まれているのです。全ての人がガンにならないのは、自然治癒力、免疫力があるからです。

つまりワクチンがなくても、体に備わった「生命力」を高める生活をしていれば、ガンになるリスクは減るわけです。ならば問題を「どうすれば『生命力』が高まるか」という方向に変えればいいのではないでしょうか。それは子宮頸ガンだけではなく、ガン全体への対策にもなるわけですから。

違和感こそは「体の声」

有名人のガンがたびたび報じられるにつけ、あらためてガンという病気への恐怖を覚えた方も多いと思います。

ガンに対するあまりにも過度な不安や恐怖によって、「あれもしない」「これもだめ」と日常生活を禁止だらけにしては本末転倒です。なにより「ときめき」が奪われてしまいます。

恐れる前に、自分の体の声に真摯に耳を傾けるようにしましょう。重篤な事態になる前に、体は不調を訴えるはずです。大腸で言えば、お通じがきちんと出ないだとか、血の混じったような黒い便が出るだとか、おなかに不快な痛みがあるとか……。

こういった違和感がまさに体の声です。「便に血が混じってるけど痔でしょ」と自己判断して、そのままにしている人がいます。面倒がらずに調べてみて、それが本当にただの痔だったら、笑って済ませればいいじゃないですか。早い段階でサインを見逃さないようにして、調べるべきときに調べないといけません。

体が不調を訴えてすぐの状態で発見すれば、鶏卵ぐらいのガンがあってもきちんと手術すれば、再発しないで済む可能性はたくさんあります。特に、大腸ガンは、多くのガンの中で早期発見がかなり有効なガンです。つまり、早く見つければ楽勝。どうってことはない。

大腸ガンの場合は、再発したり、肺や肝臓に転移しても、そこだけ取っちゃえばいい。肝臓や肺に来た大腸ガンは、取るとしばらくは落ち着いていてくれることが多いのです。

例えば、鳥越俊太郎さんがそうです。鳥越さんは大腸ガンでしたが、肺に来たらすぐ取って、もう一回肺に来たのも取って……また今度は肝臓に来てそれも取った。それが最後で、私と対談したのは三年ぐらい前ですが、それからものすごく元気で、以来、どこかを手術したという話は聞きません。ホノルルマラソンなんかも走り、一六年七月には七六歳で東京都知事選に出馬、炎天下を元気に駆け回っていました。

ときめきは自己の創造

しかし、実際に体の声を聴いて検査を受けたとしても、やはりガンを告知されたら、かなりショックなことでしょう。

「早期で見つかったって〝ときめき〟を奪うことになるのではないですか?」

そう思われる人は多いかもしれません。しかし、告知されてもすぐにどうにかなるわけではないのです。「チャンス」というものはいくらでもあるし、発見が早ければ早いほどチャンスは増えるのです。

ガンだとわかっても、おいしいものを食べてときめくことはできます。異性を好きになったっていい。

私は原稿を書いてときめきます。今も診察室の後ろに原稿用紙が置いてあって、患者さんが途切れると書いたりしています。大小いろんな原稿依頼があるので、年中書いています。書き始めとか、構想がまだできていないうちは憂鬱ですが、ある程度構想が固まって軌道に乗り、ちょうど折り返し地点ぐらいになると、原稿用紙を埋めていくのが楽しくなってペンが走り出します。

「ときめき」というのは快楽それ自体ではなく、クリエイティブな創造性を伴っていなければならないと思うのです。では、何を創造するのか？　哲学者のアンリ・ベルクソンは、

「自己を創造する」

と書いています。つまり自己実現ということです。

執筆は原稿を「創造」することです。自分の考えを創造することです。もちろん多くの人が原稿を書くわけではありませんが、異性とつきあえば、関係性を「創造」するわけです。ふだんの食事は「命」を「創造」する行為です。誰の日常も「創造性」にあふれていると言えます。

いずれも中心にあるのは「自己」。「ときめく」活動はその創造であり、「自己実現」なのです。

ベルクソンはまた、

「来世（の存在）を信じろ」

と言っています。「ときめき」と「自己実現」、この二つを全うするためには、この世だけではあまりにもはかなくてしょうがない。だから「来世にまで持ち込む」。そのぐらいの気迫があればいい――これが私の考えです。

ガンにかかって、回復する人としない人の差は、気の持ちようだったりします。くよくよして生きることがいちばんよくない。

「この病気は『乗り越えていくぞ』という自分のパワーを発揮させる源なんだ」という気持ちでいることです。一生懸命やろうという気持ちになれば、人生にはまた違った展開が待っているのですから。

余命宣告に、明確な根拠はない

前に、ガンをよくするのも悪くするのも心構えしだいだと言いました。

しかし、そう聞くと、

「余命六カ月で打つ手がないから、緩和ケアに行ってほしいと言われた状況で、心構えなんて意味がない！」

そう憤る患者さんやご家族の方もいると思います。

そもそも「余命」とは何を根拠に計算したものなのでしょうか？　まずお伝えしたいのは、

「余命宣告に明確な根拠はない」

ことと、さらに、

「まだ打つ手はある」

ということです。

五〇年以上ガン治療を続けている私は、簡単に余命宣告をする医師には「おごり」があると考えています。人間の寿命を決めることは誰にもできない。まして医師に寿命を決める権利などないのです。

同時に、この種の医師のあり方に憤りも覚えます。

「とにかくやってみましょう。手応えを診ながら次の策を考えましょう」

患者さんに寄り添う医師ならこう言うべきでしょう。もし「余命」を宣告する医師がいたら、こう聞いてみてください。

「それは中央値ですか？　最頻値《さいひんち》ですか？」

まず答えられないと思います。「中央値」とは同じ手術をした患者さんが、どのくらい生きたかの真ん中の値。「最頻値」とは、いちばん大勢の患者さんが亡くなった値のことです。

つまり医師が簡単に口にする「余命」とはデータの結果であり、その取り方、分析の仕方で違うのです。

しかも、ガンにデータは通用しません。

ガンは、一九八一年以降、日本人の死亡原因で不動の一位です。医学が年々進歩しているのにずっと一位でいる理由は、「転移」というやっかいな性質にあります。

良性の腫瘍はほとんど転移しないので、発生した部位で大きくなります。神経を刺激するなどして痛みを与えることはありますが、命に別条がないことがほとんどです。

ところが一方で、ガンは悪性の腫瘍で、血液やリンパ液に乗って他の部位に広がってしまうことがあります。しかも、その速さや広がり方も、ガンの種類や患者さんの年齢によって大きく異なります。

このように、ガンには個性があります。この捉えどころもない「個性」によって、治療をマニュアル化できないのです。半世紀以上も医師としてガンと関わっている私でも、そのミステリアスさに驚き、悩みます。

ガン治療に正解はないのです。

しかし、正解がないということは、絶望ではありません。逆に言えば、ガンは「どんな治療をしてもいい」ということになります。乱暴な言い方をすれば、小麦粉を薬として服用して、治療効果が上がることだってあるかもしれないのです。

ということは「余命」や「打つ手がない」ということも、ありえないことになるのではないでしょうか。

いけないのは、絶望して諦めること

もし私自身がガンになってしまったら、西洋医学、東洋医学も含めて、いろんなものを組み合わせてやっていきます。

私はガンに対する知識を持っているので、落ち着いて対処することができます。しかし、一般のガン患者さんは心理的に追い詰められます。また、広く社会に医者に対する不信が蔓延してもいます。だからなのでしょう。最近は、

「ガンを手術などで切ってはいけない」

「ガンなら医者に行かないほうがいい」

そんな主張が支持されているようです。しかし、私は、切れるガンは切ったほうがいいと考えています。

こう言うと意外だと思われるかもしれませんが、手術をしない代わりに行なわれる抗ガン剤治療や放射線治療には、多かれ少なかれ副作用が付きまとうことを忘れてはいけません。

確かに手術は、体にもダメージを与えますし、恐怖もあり、心理的にも苦しいものです。そして術後何日間かはつらいものです。しかし、それを過ぎると問題はないことがほとんどです。

まずは自分の体の声を聴きましょう。胃にガンができれば食欲がなくなったり、食後に痛みが走ります。大腸ならお通じが悪くなったり、出血したり、肝臓だと体の右側に痛みや、不快な感じが出ます。わかりにくいと言われている膵臓ガンも、背中が痛むということがあります。

そういうささやかな体の声に従って、検査に行ったとします。そこで告知をされれば、動揺もするでしょう。しかし、恥じてはいけません。多くの人にとって初めての経験なのですから、ショックを受けるのは当たり前のことです。

いけないのは、絶望して諦めること。

昔は「効く抗ガン剤はない」と言われていた膵臓ガンも、今では二、三種類の薬ができています。

手術も、私が若い外科医として走り回っていた時代よりずっと進歩しています。大腸はよく動く器官ですが、そこに内視鏡を入れて、薄い腸壁を削《そ》いでガンを取り除く手術もできるようになりました。その手術も、最初の頃は何時間もかかっていたのに、今ではだいぶ短縮されています。

西洋医学に限っても治療法は日々生まれ、進歩しているのです。そこに東洋医学や代替療法などを合わせて考えれば、もっと治療法は増えます。ミステリアスなガンの治療に対して、正解はないのですから。

女性で初めてエベレスト登頂を成功させた田部井淳子さんは、二〇一二年に「余命三カ月」を宣告されました。ところが、東京のガン研有明病院の医師は「治る」と明言したそうです。この励ましもあって、田部井さんは闘病生活を乗り越え、喜寿に近づいた今も元気に登山を楽しんでいます。

中国の作家・魯迅いわく、「希望とはもともとそこにあるものではなく、歩く人が多ければできる道のようなもの」。歩くことを諦めれば、闇が待っているだけなのです。

脳腫瘍は、「悪性」「良性」は関係なく症状が出る

二〇一六年二月の末、「仁義なき戦い」「遠山の金さん」など、多くの作品で名演技を見せた松方弘樹さんが、脳腫瘍で入院をしました。松方さんの件をきっかけに、これは大変だと考えた方もいるでしょうが、では、脳腫瘍をご存じでしょうか?

悪性脳腫瘍は珍しいガンなのです。

病気の中には最初に発症した部位と組み合わせて、「原発性○○」と呼ぶものがあります。脳に最初に腫瘍ができれば「原発性脳腫瘍」となります。

原発性の脳腫瘍には良性も悪性もあります。昔の統計で食道ガンは、原発性で一〇万人中一六人くらいの頻度でした。脳腫瘍も同じくらいです。転移性のものは多いですが、原発性は少ないということです。

脳腫瘍が他の臓器と違うのは、腫瘍が大きくなってくると頭蓋骨内の圧力――脳内圧――が上がることです。上がると吐き気やめまいが出ます。腫瘍が「悪性」であっても「良性」であっても、関係なく症状が現われるので困るのです。また、視野が狭くなったり、難聴になったり、手足が麻痺したり、言語がもつれたりと、神経の欠落症状が出ます。それらが脳腫瘍特有の症状。それから、脳内圧が上がって刺激症状が強くなると、けいれんが起こったり……他の腫瘍と違うのはそういったところです。

要するに、細胞的な欠落症状、脳内圧の上昇による症状、刺激症状のけいれんなどが主な症状です。

また、腫瘍が脳内の隣の部位に浸潤していたとします。手術で取ろうとしても、ごっそり取ってしまうと欠落症状が出てきてしまうので、取れないわけです。

そのようなことから、悪性の場合は積極的な治療の対象にはなりません。

進行も、他の部位のガンに比べると、割合に速いのです。良性ならば浸潤性はなくて、境目がはっきりしているので、取りきることはできます。ただ、人間の意識を制御し、多くの生命活動を維持する「脳幹部」などは、絶対に手が出せないところです。

そんなこともあって、他の腫瘍に比べると、脳腫瘍は治療しにくいものと言えます。そういった特殊性があるので、手術をする場合は、周囲に気をつけなくてはいけません。松方さんも必要であれば、放射線治療を行なうと報道されました。

ガンマナイフの優れた効能、その普及の皮肉な背景

他の臓器に比べると特徴のある脳腫瘍の場合は、放射線が主な治療法として考えられることもあります。

腫瘍がいくつもある場合は全脳照射といって全部にかけます。全部にかけると、直後はボーッとしたり、いわゆる人間らしさがなくなるのですが、すぐに回復します。

乳ガンの患者さんなどですと、たいていは肺に来てから脳にガンが転移するのですが、割合に治療の成績はいいです。

特にガンマナイフなどは、ピンポイントで同じところを狙ってガンマ線が出ます。これが医療の現場に出てきてからは、ちょっとした転移であれば、治療はやりやすくなりました。

ガン患者さんにとって、大きな助けになる「ガンマナイフ」。しかし、これが日本の医療の現場に大きく普及した背景には、「患者さんのため」というきれいな理由だけではなかったことは、皮肉な話です。

調べてわかったことですが、ガンマナイフが世に出た頃、政治的な力が働いて、保険点数をかなり高く設定したそうです。普通の放射線科は点数がそれほど高くないので赤字になることが多い。しかし、保険点数が高いガンマナイフは儲かるので、一斉に普及したようです。保険点数を過度に高くした理由はわかりませんが、ガンマナイフを使えます。例えば、大きさが直径2〜3センチ以内で、個数が三個以内などの場合に、ガンマナイフを使えます。一方で、それが大きくなったり多くなったりすると使えません。ところが保険点数が高いので、3センチ以上でも手を出したりする病院もある。このように適応が少し乱れていました。

「経済」が主な動機とはいえ、保険点数のほうは、その後、あまり行き過ぎたので下げたようです。しかし、運用さえ正しく行なわれれば、多くの患者さんが、「ガンマナイフ」の恩恵にあずかることができるようにはなったということです。

ピンポイントなどの他にガンマナイフの優れている点は、入院日数がとても短いこと。三日ほどで終わります。普通の放射線であれば治療は週単位ですので、それと比較するととても効率がよくなりました。これはいい。

こと脳に関しては、手術や薬よりも、放射線が次世代の主な治療になるだろうと期待しております。

臨床で問題にするのは、転移性です。肺と脳は血流で見ると近いので、肺に来たあと脳に行きます。胃ガンや大腸ガンでも、肺に転移が来たら脳に行く可能性を考えなければいけません。

吐き気がしたりめまいがするなどという症状が出たら、すぐに調べます。ＣＴで調べて、それでわかりにくいところはＭＲＩに持っていきます。

難易度の高いものですが、ガンはミステリアス。松方さんの場合も秋の完治を目指して、治療を行なうと報じられています。このように、絶望するより希望を持つことが、なにより大切なのです。

甲状腺ガンは、いちばん性質がいい

生きていれば誰でも病気をするものです。鼻かぜから不治の病まで、重さもさまざまです。一昔前、ガンはなったら最後の病気でしたが、今では治るものが増えてきています。

日本人の二人に一人がガンになり、三人に一人がガンで亡くなっているというデータもあるようです。しかし、これが正しいとしても悲観的な話ではなく、三人に二人は生還している時代になったということでもあります。

とはいえ、部位によってその深刻さはだいぶ違うものです。

そこで、「なっていいガン、悪いガン」という難解なテーマがあります。もちろんガンになっていいことはないのですが、「どうせなるなら……」ということで、誤解を覚悟で考えてみましょう。

私の経験では、臓器別で考えると甲状腺ガンはいちばん性質がいいと思います。理由は二つあって、なかなか進行しないことと、転移してからでも、リンパ腺を取るだけでもかなり延命効果が期待できることです。

甲状腺にちょっとした腫瘍があって最初の病院で手術を勧められたのですが、私のところに来て、「どうしても手術はしたくない」と言う患者さんがいます。私は「なんでもかんでも手術で」ということを否定的に考えており、「いずれ手術はガン治療の最前線から消えていく」と予想しています。しかし、甲状腺ガンの手術については、切るのは首の前部ですし、傷もきれいに仕上がるから、そんなに嫌わなくてもいいと思っています。

その患者さんはそれでも嫌がって、漢方薬など手術をしない治療をずっとやっていました。それでも甲状腺ガンはなかなか悪くなりません。すぐに五年くらいはたちました。

しかし、甲状腺ガンの中にも未分化ガンという進行の速いものもあります。そうであるかないかは、組織を調べればわかります。そればかりか、組織を調べなくとも、大きくなるスピードが速いと思ったら、手術を考えればいいのです。

こうしたことから甲状腺ガンは「性質《たち》がいい」と言えるでしょう。

大腸ガンは、転移しても取ればいい

公益財団法人ガン研究振興財団「ガンの統計13」によれば、二〇一二年のガン別死亡数で、大腸ガンは男性三位、女性一位、男女でも三位となっています。ところが、大腸ガンの性質には割合にいい印象があるのです。

その大きな理由が、転移にあります。大腸ガンが肺に転移しても、それを取って一〇年ぐらい元気にしている患者さんを何人も知っています。転移してもしっかり取れば大丈夫です。肝臓や肺に行ったものはきちんと取れば長持ちします。

例えば、乳ガンや胃ガンの肺や肝臓への転移は、取ってもまた出てくることがあるのですが、大腸ガンはその可能性が少ないのです。原発の大腸ガン転移は、手術が一番だとよく言われています。

ホスピス医の方たちは、苦しみが少ないことから「肝臓ガンはいい」と言う方が多いそうです。私から見ても肝臓ガンはやはりいいと思うのですが、その理由は、できることがたくさんあるからです。

肝臓ガンには、手術や抗ガン剤ばかりでなく、「ラジオ波焼灼《しょうしゃく》療法」もあります。この療法は電磁波を使い、肝臓ガンの病巣部を焼いて消滅させる方法です。他にも、ガンに酸素を供給している血管を人工的に塞ぎ、いわばガンを窒息させる「肝動脈塞栓術」（ＴＡＥ）という方法もあります。

そうやって手を変え品を変えて治療をしていくと、五年ぐらい、すぐにたつことが多いのです。

ただし、念入りな治療を行なってしのいでいても、最後は肝臓そのものが疲れてしまいます。そこで一気に悪くなることがありますが、現在、これだけの方法があることは大きなメリットでしょう。

乳ガン・膵臓ガン・胆管ガンは、性質が悪い

反対にたちの悪いガンは？　と聞かれれば、思いつくのは乳ガンです。ガンはミステリアスなのですが、乳ガンは特にその傾向が強く、なかなかに手ごわい。放っておいても再発しないものもあれば、いくら念入りに治療をしても次から次へ出てくる人もいます。その見極めが難しいのです。

また、膵臓や胆管系など体の深い部分にあるガンはなかなかしぶといですね。陽子線治療は体の表面では影響が少なく、病巣部で最大限の効果を発揮して、ピンポイントで使える治療法です。将来はこれが治療の主軸になると期待されている先端医療です。鹿児島県指宿市には「メディポリス国際陽子線治療センター」という専門病院があるのですが、トップの方も、「狙っているのは膵臓ガン治療」と言うほど、難易度が高い。みんな手を焼いています。

胆管ガンも同様に、できることが少ない。胆汁の流れは胆管が保っているのですが、胆管が詰まると黄疸が出てきて、にっちもさっちもいかなくなります。手術をしてもあまり成績がよくありません。

しかし指宿では、膵臓ガン治療の成功例も何例か生まれています。免疫系の治療法も日進月歩。今は治療不可能なガンが、明日には可能になることもあるのです。「絶望」という病こそが、最も治療困難な死の病なのです。

免疫学は〝場〟の医学

有名無名を問わず多くの方がガンにかかり、亡くなられる方もおられます。

ガンの話題に付き物なのが、「どうしてなったのか？」「どこまで進んでいるのか？」「治るのか？」というものでしょう。

手術や薬ではない治療手段として、最近では「免疫」に頼る方が多くなりました。

人間の体の中ではそれこそ無数にガン細胞が作られています。通常は免疫によってガン細胞が排除されています。だから、全員がガンにはなりません。

免疫は体に害をなす「異物」を排除します。造血細胞が、T細胞、B細胞、マクロファージなどを作り、これらの働きによって「異物」を取り除くのです。

言うなれば、免疫は自己と非自己を分けて、自己のアイデンティティを確立して非自己から守る、というものです。

免疫学者であり、文章家でもあった東京大学名誉教授の多田富雄《ただとみお》先生は、『免疫の意味論』の中で「免疫」を〝場《ば》〟の医学としてとらえました。少し引用してみると、

「免疫系というのは、まず単一の細胞が分化する際、場に応じて多様化し、まずひとつの流動的システムを構成する。それから更に起こる多様化と機能獲得の決定因子は、まさしく「自己」という場への適応である。「自己」に適応し、「自己」に言及（リファー）しながら、新たな「自己」というシステムを作り出す。そしてこの「自己」は成立の過程で次々と変容する。

こうした「自己」の変容に言及（リファー）しながら、このシステムは終生、自己組織化

を続ける。それが免疫系成立の原則である」

私たちの体内は〝場〟の階層から成っています。臓器が場を作り、細胞が場を作り、遺伝子の場を作っているのです。臓器や細胞という場の構成要素に注目するのが西洋医学。場そのものに注目するのがホリスティック医学であるとすると、免疫学はその中間にあって、両者を統合する役割を果たしているのではないでしょうか。

場の医学の効果を高めるのは、一つひとつの戦術ではなく、いくつかの戦術を統合して出来あがる戦略です。これまで私たちは、丸山ワクチンの著効例や樹状細胞療法《じゅじょうさいぼうりょうほう》の著効例を経験して免疫療法の潜在能力を確信してはいました。

しかし、その著功例の占めるパーセンテージとなると決して満足できるものではありませんでした。

それは丸山ワクチンも樹状細胞療法も単に戦術として用いているだけで、戦略に組み立てて用いることもしなかったので、場の医学としては十分な力を発揮できなかったのです。

ところがこの度《たび》の免疫チェックポイント阻害剤の登場です。これと樹状細胞やペプチドワクチンとを組み合わせることによって免疫療法が一躍、戦略的機能を果たしてきました。単なる組み合わせから統合に進むことになれば、その効果には計り知れないものがあります。

私のところに来られる患者さんで、胃ガンの手術をした後、腫瘍マーカーが上がった患者さんがいます。抗ガン剤で一度は抑えたのですが、また上がりました。その方は「ハスミワクチン」の蓮見賢一郎先生のところに行きました。先生のところで、「樹状細胞」を使った免疫治療をしたところ、リンパ腺の腫れがきれいになくなり、マーカーも正常になりました。げっそりして悪かった顔色もよくなり、ふらふらしていた足元もしっかりして、血色もよくなりました。

その患者さんには、「免疫治療」は劇的な効果があったということになります。

免疫の高い人は人相がいい

現状では「よくわからない」としか言えない「免疫」が力量を発揮するのは、まだまだこれからということでしょう。

では、解明できるまで待つしかないのでしょうか？　そんなことはありません。私たちは日常生活の中で、特に医学に頼らなくても「免疫」を高める方法を持っているのです。

それこそ私が言う「ときめき」に他なりません。

末期ガンの方で「生きがい」を持つことで余命を何年も延ばしている方がいます。私の経験でも「ときめき」は間違いなく自然治癒力を高めます。

久留米大学には、名誉教授で横山三男先生がおられました。アメリカで研究生活をして久留米大学の教授で戻ってこられた、とてもユニークな先生です。免疫が解明されていない二〇年以上前に、ホリスティック医学協会で講演されたときのことです。免疫には、この数字を診ればいいという指標がありません。しかし、先生はこう言いました。

「いちばん免疫を表しているのはその人の人相だよ。免疫の高い人は人相がいい」

先生は二〇一四年に八六歳でお亡くなりになりましたが、いい言葉だと思いました。ときめき、生き生きとしている人は確かに表情がいい。

だから私は、時々患者さんにこう言います。

「人相をよくすれば免疫も上がるよ」

暮れに近づくと、今年亡くなった人の顔を思い出し、表情も曇りがちになります。そんなときこそ、表情だけでも明るくしてみましょう。

ガン治療の三本柱から、最初の脱落は手術

三本柱のうち、まずガン治療の戦線から脱落していくのは手術でしょう。手術はあくまでも肉眼的な仕事です。どこか見えないところにガン細胞を残す可能性があります。外科の名手でも、リンパ腺にガンが付くと何度でもおなかを開ける。そのようにされてきた患者さん

は……やはりダメです。いくら名手でも、目に見えないところまでは、どうにもなりません。たまたま取れた場合にはうまくいきますが、かなり不確定要素が大きい治療法なのです。

体を切り開いたりする治療は、将来なくなってほしいというのが、外科医としてメスを使ってきた私の願いです。

抗ガン剤については副作用の問題があります。その苦しさから、私の病院を訪ねてくる患者さんがいかに多いか。正常細胞も殺してしまう抗ガン剤も、やはりいつかはガン治療の戦線から脱落するでしょう。

放射線については、ピンポイントで照射する技術が進歩すれば、かなり有効な治療になるでしょう。私の患者さんで、直腸ガンの手術の約一年後、骨盤の中のリンパ腺に転移した方がいます。駒込病院の私の後輩の専門家に頼んだところ、「陽子線がいいでしょう」ということでした。

後輩の先生は専門の施設に頼んでくれて、ピンポイントで狙って治療をしました。それから二年になりますが、患者さんは元気です。人によっては早く亡くなってしまうほどの症状ですが、その患者さんは悪化している可能性もありません。

ガン完全克服まであと三〇年

先に述べた免疫チェックポイント阻害剤は、新たに免疫を体内に入れるという方法ではなく、全く逆転の発想によって生まれたもののようです。

免疫もまた暴走すると、正常細胞を傷つけます。そこで免疫にはブレーキのようなものがついています。ところが、体の中で成長するガン細胞は――比喩的に言えば――手を伸ばして、そのブレーキを押してしまう。すると、免疫はガン細胞を攻撃しなくなってしまうのです。

チェックポイント阻害剤という薬は、ガンに免疫のブレーキを押させないようにする薬のことです。そうすることで免疫本来の力を発揮させ、ガンを駆逐するようです。実際に、メラノーマという皮膚ガンで転移した患者さんにも劇的に効いたようです。あらゆる治療を試して、末期になった患者さんに効果があるようですから、チェックポイント阻害剤は新たな免疫治療と言えるでしょう。

まさに進歩です。免疫は、これから進歩していく治療法なのです。

今の世の中でも、現実にガンを克服している人はいます。また、ガンは持っているけれど大きくならないなというように、折り合いをつけている人もいます。

ニクソン大統領のガン撲滅宣言から約半世紀。ようやくガン治療は「免疫」にたどりつきました。完全にガンを取り除くという治療、共存していく治療まで含めて、人類がガンを乗り越えていく時代は、恐らくあと三〇年で来ると私は信じています。そのゴールに向かう力強い一歩となることこそ、私にとって青雲の志なのです。

たとえ余命一カ月と宣告されても「死に至る病は絶望」なのです。今日の免疫と心の関係を知るはずもない時代の、哲学者・キルケゴールのこの言葉は実に正しい。

どんな大きな病を宣告されても、諦めず、失望せず、ときめきを持って生きる——他人から「みっともない」「いまさらそんなことをしたって」と思われたって良いではないですか。大病の宣告は「第二の人生」の宣告です。そこから「ときめき」を見つけ出すチャンスを与えられたことなのです。

だからこそ、宣告されたら、できるだけ酒を飲み、うまいものを食し、足腰を鍛え、敬意を持って他人を敬い、他人に愛される生き方をしようとあがいてみましょう。

ガンはミステリアスな病。だからこそ、何が生命に作用するかわからないのですから。

医者の冷たい言葉で、絶望の淵に立たされている皆様に「ときめく」時間がありますように。

（あとがき）健康ってなんだろう

夕刻の五時二〇分、ほぼ定刻どおりに羽田の国際線ターミナルに到着。四年ぶりの中国は内モンゴル自治区ホロンバイル大草原からの帰国です。

ホロンバイル大草原は二年に一回の割で訪れています。すでに一二、三回目の訪問になります。ただ一人、空の青、雲の白、草の緑の三色の世界に立って、虚空を満喫して帰って来るのです。

草原だけではありません。三〇年来の友人たちが首を長くして待っています。彼らは草原を愛してくれる人が大好きなのです。一〇二歳の内科医アルタンサン先生は難聴こそあれお元気でした。青年外科医の道を捨て官途に就いた孟松林《もうしょうりん》さんはいまや盟政府の部長さんとして、六〇歳の定年退職を目前にして元気溌溂、昔の純情さは少しも失われてはいません。

当初は一人で訪れていました。草原の友の誰彼が北京空港まで出迎えてくれるのです。ところが友人やら患者さんやら同行を希望する人が増えてきて、今回はなんと五〇名の大ツアーでした。初めての人はあまりの別世界に興奮して動きすぎるためか、体調を崩す人が少なくはないのですが、それでも羽田で解散するときは皆さん満足の面持ちです。

私自身はというと、さすがは歴戦の勇士、体調を崩すということはないのですが、わずか六日間の旅というのに、生ビールとお刺身と塩分に飢えています。モンゴルにもビールはふんだんにあるのですが生ビールは至って少ないのです。

夕食どきの上に発着便が多いのか、ターミナルのレストラン街は混み合っています。やっとのことで席を確保できた店は、和食は和食でもおでん屋さんでした。いつもながらの生ビールの喉越しは最高でしたが、メニューにお刺身がないのです。その代わりに生の明太子がありました。塩とトウガラシがよく効いていて、あっという間に二腹《ふたはら》食べてしまいました。

翌朝目覚めてみると左足の第一趾（おやゆび）が痛いのです。腫脹はほとんどありません。咄嗟に明太子を思い出しました。これによる痛風の発作ではないかと思ったのです。

初めての痛風の発作は一九九四年の秋に起こりました。原因不明の咳嗽《がいそう》（せき）が続いたあと、突然起こったのです。鎮痛剤による治療で一週間ほどで治癒。それ以来、尿酸生成抑制薬ザイロリック（１００㎎）二錠を服用しています。二回目はそれから数年後、鮟肝《あんきも》のステーキがあまりに旨かったので二人前食べたところ起こりました。いずれも部位は左足首でした。

今回は部位が異なる上に腫脹がほとんどないのでなんとも言えませんが、もしそうだとすると三回目になります。ひょっとすると草原の虚空につられて歩きすぎたためかもしれません。それなら放っておいてもいいのですが、痛風発作の始まりだとすると一週間くらいは痛みが続くので、一応早めにということで鎮痛剤のボルタレン錠（25㎎）を内服したところ、五、六分で痛みは消失。その後は起床時だけ軽い痛みが四、五日間続き、その都度ボルタレンの内服を要したので、やはり痛風発作だったのかもしれません。

痛風は高尿酸血症を基礎として発症する疾患であり、高尿酸血症の原因となるプリン体を多く含む食事を避けながら、アルコールも体内で尿酸が作られるのを促進し、さらに尿酸が尿から排泄されるのを妨げるという理由で避けることが原則になっています。

私自身、アルコールは大好物ですので、これを避ける気持ちは毛頭ありませんし、食物もカツオの刺身、生ガキ、鰻などプリン体を多く含むものが大好きです。だから、ザイロリックを二錠だけ内服して、アルコールもカツオの刺身もいくらでも摂るというライフスタイルのままです。これでなんら不都合はありません。薬はこうして活用するものだと嘯《うそぶ》いている次第です。

高血圧症に対しても同じです。ザイロリックを始めたのと同時に降圧剤の内服を始めました。ブロプレス錠（4㎎）を朝夕と、アムロジン錠（2・5㎎）を夕食後一回。この処方も終始変わりません。その上で、塩分を無頓着に摂っています。

実は私は塩分が大好きなのです。酒のおつまみにしても、いかの塩辛、酒盗、さらには松葉のような細い昆布に塩をまぶした、京都は雲月の小松こんぶときたら、もうたまりません。これだけでいつまでも杯を傾けています。

杯といった途端に閃きました。ひょっとするとあれは明太子ではなくアルコールによる痛風発作だったのではないかと。なぜかというと、旅行中、毎食アルコールを楽しんでいたからです。特に虚空を満喫しながらの朝のビールは格別です。昼ももっぱらビールですが、夕はこれに白酒《ぱいちゅう》が加わります。

ふだんは晩酌は毎晩で、休肝日はありませんが、朝と昼の生ビールは休日のみで、仕事のあるウイークデイは決して口にしません。このあたりは十分にわきまえています。平日は夕だけで、なんら痛痒を感じません。だからおれはアルコール依存症ではないと、これまた嘯いている次第です。今回は六日間通して三食飲んでいたので、それがいけなかったかと思った次第です。

ところで、それほど飲んでいて肝機能はどうなっているのかと興味を抱かれるのではないでしょうか。私たちは医療従事者として春・秋二回の健診を受ける義務があります。今年の春の肝機能はといいますと、ＧＯＴ34、ＧＯＰ38、ＡＬＰ２４８は正常範囲内ですが、特にアルコール性肝障害の指標とされているγ《ガンマ》・ＧＴＰ（ガンマ・グルタミル・トランスペプチターゼ）は２３０と高値を示しています。正常値が成人男性で50以下、成人女性で32以下ですから、私の場合は高度増加ということになります。遡ればいつの頃からかわかりませんが、少なくとも一〇年くらいは２００前後の値を保っています。私の片腕のような仕事をしている看護師さんは、採血をする前日くらいはお酒をやめてみたらどうですかと諭してくれますが、いや今日が人生最後の日、もし飲まないで死んだら一生後悔するからと聞き入れません。

実際、体調はすこぶる良いのです。朝の三時半から夕の六時半までフルに立ち働いて、それほど疲れません。日によって多少疲れても、それは晩酌で吹っ飛んでしまいます。常に一日の労働に感謝して愛着を持って飲んでいれば、体のレベルでの影響はともかく生命《いのち》のレベルには全く関係ないのではないかと考えています。

また話題のメタボについても、腹囲こそ１０１センチと立派ですが、尿酸５・７、総コレステロール１７２、中性脂肪１４２、血糖１０７と、決してその範疇に入るものではありません。そのほかでは尿素窒素21・２、クレアチニン１・25、加えて軽度の腎障害と、さらにヘモグロビン12・１という貧血気味があり、血液所見としては決して合格点をあげるわけにはいきません。

それでも八〇歳にして現役の医師としてフルに働き、土曜日曜は講演のため全国を飛び歩き、毎晩の晩酌をこよなく愛していることを思うと、少なくとも血液検査の結果をもって健康か健康でないかを判断することはきわめて妥当性の乏しいことと言わざるを得ません。

要するに日常、医療の現場で行なわれる諸検査はあくまでも体の状況を表しているだけで、健康とは心も生命《いのち》も加わった人間まるごとの状態を云々するものなのでしょう。特に血液検査の結果の数値というものは、体の状態を分析した結果にすぎません。それが生命とどうかかわっているかということになると、はなはだ心許ない話なのです。

ローマ時代の名医ガレノス（一二九年～一九九年頃）に端を発し、一九世紀のルイ・パスツール（一八二二～一八九五）によって頂点を極めた分析的医学に異を唱えたのがフランスの哲学者アンリ・ベルクソン（一八五九～一九四一）でした。

彼は人間の健康とか病を扱うのは人間まるごとの観点を必要とし、分析に代えて直観をその形而上学の根底に据え、生命の躍動《エラン・ヴィタール》を中心にした人間まるごとの医学を提唱したのです。

さらに彼は言います。生命の躍動によって生命が溢れ出ると、私たちは歓喜すなわち大いなる喜びに包まれると。そして、この歓喜はただの快楽ではなく、そこには必ず創造を伴っている。何を創造するか？　自己の力をもって自己を創造するのであると。

歓喜と創造によって日々生命のエネルギーを勝ち取っていくという、攻めの養生を果たしていく過程こそ、本当の意味での健康だったのです。そしてその健康は何かに対する備えではないのか、その備えはなにを隠そう、来世に対する備えなのだと言うのです。

このように健康とは生病老死の全てのステージを通じ、さらには死後の世界にまで及ぶものなのでしょう。そしてベルクソンの流れを汲む、これまたフランスの哲学者ジョルジュ・カンギレム（一九〇四～一九九五）は、病によって脅かされるのは個々の臓器（あるいはそのはたらき）ではなく、生の歩調であると言います。この場合の生の歩調とは、人間としての尊厳と換言してもよいでしょう。

本書が、あなたが大いなる健康観を抱いてこれからの人生を闊歩していくための一助となれば幸いです。

そして最後となりましたが、本書の基となった「健康放談」連載の機会を与えてくださった徳間書店の「週刊アサヒ芸能」の佐々野慎一郎副編集長、そして長大な連載原稿を整理して一冊の本にまとめてくださった平井吉夫氏に満腔の感謝を捧げたいと思います。

この一杯に「ときめき」を覚えつつ……

帯津良一

帯津良一（おびつ・りょういち）

1936年川越市生まれ。東大医学部卒。帯津三敬病院名誉院長。西洋医学からスタートし中西医（中国医学と西洋医学）結合を経て、「修理工をやめ庭師になろう」と、「人間まるごと診る」ホリスティック医学の道へ。日々のときめき、生命の躍動こそ健康のベースとして、40年間続けた太極拳とともに、飲む、食す、読むなどの日々の暮らしを大事にする。著者に、『気功的人間になりませんか』『いい場を創ろう』『がんと告げられたら、ホリスティック医学でやってみませんか』（いずれも小社刊）など多数。

毎日《まいにち》ときめいてますか？

初刷 2016年10月21日

著者 帯《おび》津《つ》良《りょう》一《いち》

発行人 山平松生

発行所 株式会社 風雲舎

〒162-0805 東京都新宿区矢来町122 矢来第二ビル

電話 〇三-三二六九-一五一五（代）

FAX 〇三-三二六九-一六〇六

振替 〇〇一六〇-一-七二七七六

URL http://www.fuun-sha.co.jp/

E-mail mail@fuun-sha.co.jp

DTP 中井正裕

印刷 真生印刷株式会社

製本 株式会社 難波製本

落丁・乱丁本はお取り替えいたします。（検印廃止）

ISBN978-4-938939-87-8

風雲舎の本

気功的人間になりませんか

ガン専門医が見た理想的なライフスタイル

帯津良一（帯津三敬病院院長）

自然治癒力を信じますか、それを高める日々を生きていますか。他人の「場」や自然の「場」を敬っていますか。このどれかに当てはまるなら、あなたは「気功的人間」です。

四六判上製◎［本体1600円＋税］

がんと告げられたら、ホリスティック医学でやってみませんか。

帯津良一（帯津三敬病院名誉院長）

ホリスティック医学は、西洋医学だけでなく、漢方薬や気功、食事療法やイメージ療法、ホメオパシーやサプリメントなどの代替療法も取り入れ、自然治癒力を高めていこうという考えです。だから「もう打つ手がない」ということはなく、極論すれば、打つ手はいくらでもあるのです。希望を捨てることはありません。

四六判並製◎［本体1500円＋税］

麹のちから！

麹は天才です。麹ドクター秘蔵のうんちく

山元正博（100年、麹屋3代）

食べ物が美味しくなる／身体にいい／環境を浄化する／ストレスをとる／

四六判並製◎［本体1429円＋税］

ほら起きて！　目醒まし時計が鳴ってるよ

並木良和（インディゴ・ヒーラー）

そろそろ「本来の自分」を憶い出しませんか。宇宙意識そのものであるあなた自身を。

四六判並製◎［本体1600円＋税］

遺伝子スイッチ・オンの奇跡

「ありがとう」を10万回唱えたらガンが消えました！

工藤房美（余命一ヵ月と告げられた主婦）

「きみはガンだよ」と、著者は宣告されました。進行が速く手術はムリ。放射線治療、抗ガン剤治療を受けますが、肺と肝臓に転移が見つかり、とうとう「余命1ヵ月です」と告げられます。著者はどうしたか……？

四六判並製◎［本体1400円＋税］

右脳の空手

左脳から右脳へ

68歳の工学博士が体験した右脳世界の豊穣。

大坪英臣（東京大学名誉教授）

力ではなく、心を使うのである。右脳の活性化で相手を倒すのである。その本源は「愛」と知った。

四六判並製◎［本体1800円＋税］

この素晴らしき「気」の世界

気と繋がる、あなたは今を超える

清水義久（語り）／山崎佐弓（聞き書き）

気を読み、気を動かし、事象を変える。気の向こうに精霊が舞い降りる22の「気」ストーリー。

四六判並製◎［本体1600円＋税］

サレンダー

自分を明け渡し、人生の流れに身を任せる

マイケル・A・シンガー著／菅 靖彦・伊藤由里訳

世俗的なこととスピリチュアルなことを分ける考えが消えた。流れに任せると、人生はひとりでに花開いた。アメリカを代表するスピリチュアル教師《ティーチャー》の自叙伝。読み出すと夜が明けます。

四六判並製◎［本体2000円＋税］